人间仙草——石斛

主　编　赖小平　　侯少贞　　刘星华

副主编　黄　松　　高慎淦　　刘宏源　　谢学新
　　　　张桂芳

编　者（以姓氏笔画为序）

丁　婕	王　琼	王　新	王建国
王羚郦	孔祥照	叶健清	付晓燕
吉　平	刘　鹏	李　艳	李拥军
宋厚盼	张　军	陈　念	林金莺
欧阳国新	金嘉文	周勇华	郑传进
赵　斌	贾建伟	郭建茹	戚淑娟
淮亚红	梁楚燕	梁颖敏	傅卓胜
谢志辉	詹前州	黎玉翠	潘俊杰

中国中医药出版社

·北 京·

图书在版编目（CIP）数据

人间仙草——石斛 / 赖小平，侯少贞，刘星华主编．
—北京：中国中医药出版社，2014.8（2025.3 重印）

ISBN 978-7-5132-1335-6

Ⅰ．① 人… Ⅱ.① 赖… ② 侯… ③ 刘…
Ⅲ．①石斛—基本知识 Ⅳ.① R282.71

中国版本图书馆 CIP 数据核字（2013）第 035001 号

中 国 中 医 药 出 版 社 出 版

北京经济技术开发区科创十三街31号院二区8号楼

邮政编码 100176

传真 010 64405721

河北省武强县画业有限责任公司印刷

各地新华书店经销

*

开本 880×1230 1/32 印张 7 字数 166 千字

2013 年 4 月第 1 版 2025 年 3 月第 9 次印刷

书号 ISBN 978-7-5132-1335-6

*

定价 25.00 元

网址 www.cptcm.com

内容提要

石斛是我国传统的名贵中药，自《神农本草经》记载至今已有 2000 多年的历史。早在唐朝开元年间，《道藏》就把石斛、雪莲、人参、首乌、茯苓、苁蓉、灵芝、珍珠和冬虫夏草并称为"中华九大仙草"。针对当前市面上石斛相关专业书籍匮乏的现状，在参阅了大量石斛相关知讯的基础上特编写此书。该书分正文和附录两个部分，前者包括四个章节，其中第一章节介绍中医对石斛的认识，涉及了石斛的性味、功效与主治、应用与配伍方面的知识；第二章按照疾病的分类对石斛相关的中医治疗验方进行了归类和列举，同时兼顾了现代医学和传统中医的研究成果，以期让大家对石斛的临床应用方法有更加深入的认识；第三章列举了大量石斛相关的保健知识及食疗方案，目的是辅助广大石斛的消费人群学会如何在日常生活中正确使用石斛；第四章面向广大石斛的种植户或企业，对石斛的栽培和种植、采收加工、质量检测、包装储运等进行了详细的阐释。

前言

　　石斛又名石斛兰，属名 *Dendrobium*，为希腊语 dendron（树木）与 bios（生活）二字结合而成，意为附生在树上。石斛兰属是兰科植物中最大的一个属，全世界有 1400 多种，我国约有 76 种。目前供作药用的石斛属植物 39 种，其中大部分分布于西南、华南、台湾等地。石斛药材基原为铁皮石斛、金钗石斛、鼓槌石斛、流苏石斛、黄草石斛、环草石斛、马鞭石斛等的茎。目前石斛的野生资源极为匮乏，市售的石斛多为人工培育品种。

　　石斛是我国传统中药，为滋阴补虚的名贵药材、"中华九大仙草"之一。在历代中医古籍中，石斛被列为"上品"。《本草纲目》记载石斛具有补五脏、厚肠胃、定志除惊的功能。五脏指"心、肝、脾、肺、肾"，石斛通过对五脏的滋补和保护，提高其对病邪的抵抗能力。药用石斛品种长期出口，在部分国家和地区享有盛誉。东南亚国家、港澳台地区以及沿海发达地区，有用石斛枫斗代茶或作为煲汤料，是高级保健品，具有轻身延年、明目、清嗓利咽的作用。以石斛为主要原料的中成药中，著名的有心血管药"脉络宁"、眼科药"石斛夜光丸"以及咽喉疾病用的"慢咽宁"等。目前，石斛用于治病需

1

求量很大，特别是癌症患者，加上近年来以石斛为原料生产的高级保健品的用量增多，药材资源紧缺，使得石斛的价格节节攀升而变得"一药难求"，尤其是名优品种。

然而，石斛虽然功效显著，但并非适用于各种体质，亦非能治百病。为更加客观的还原石斛药用真面目，本书编者广泛收集石斛的临床应用、药理活性、食疗药膳等方面的研究、报道，并整理成书，编写中尽量注意普及与专业深度上的合理结合，力求为读者提供关于石斛翔实的资料，满足不同读者的需求。同时，本书详细地介绍石斛栽培、加工、鉴定等方面的最新技术，可为中医药科研人员、园林种植专业人员提供重要的参考。

在本书的编写过程中，得到了来自广州中医药大学，以及中山火炬职业技术学院等单位多位专家的关心和帮助。在此，我们对从事石斛研究与开发的科技工作人员表示感谢！

本书的出版得到"国家十二五科技支撑计划——华南区中药材规范化种植及大宗中药材综合开发技术研究"的资助，在此，表示诚挚的谢意！

由于编者专业知识水平的限制，编写过程中难免有不少错误与遗漏之处，我们竭诚欢迎广大读者批评指正！

2013 年 1 月于广州

目录

目录

目录

目录

目录

目录

目录

附　录

第一章　中医对石斛的认识

相传在很久以前，一位农家的老父亲得了重病，整日卧床不起，生命危在旦夕。另外一位老人悄悄地告诉他的儿子，在雁荡山深处的悬崖峭壁上生长着一种神奇的"仙草"，其根部入土，常年饱沐云雾雨露之滋润，受天地之灵气，吸日月之精华，有起死回生之功效。在老人的指点下，儿子攀悬崖、爬峭壁，在高山上采到了"仙草"，救回父亲一命。此后，药农"悬崖飞渡"采摘"仙草"的故事，也随着雁荡山的秀丽风光而声名远扬。

早在唐代开元年间，《道藏》就把石斛、天山雪莲、三两重的人参、百二十年的首乌、花甲之茯苓、苁蓉、深山灵芝、海底珍珠、冬虫夏草并称为"中华九大仙草"。

石斛之"斛"，为古代最大容积单位，一斛可装十斗米，石斛的身价在当时可见一斑。

石斛又名石斛兰，为兰科石斛属植物。原产于喜马拉雅山，是我国最早记载的兰科植物之一。传统中医认为：石斛主治热病伤津，口干烦渴，病后虚热，夜盲，阴伤目暗。《神农本草经》《本草纲目拾遗》认为石斛可新鲜入药或用其干燥茎入药，有滋阴清热、养胃生津、补肾益精之功效。在中国民间一直用石斛来治疗各种疑难杂症。

第一节 石斛的性味

石斛味甘、微咸、微寒，无毒，具有益胃生津，滋阴清热等功效。

一、石斛味甘入脾

《神农本草经》：石斛"味甘，平"，"补五脏虚劳羸弱"。《名医别录》："补内绝不足。"中医认为，甘味药物具有补虚缓急的作用，常用于治疗正气虚弱。《素问·宣明五气》云"五味所入……甘入脾"，脾主运化，为后天之本，气血生化之源。现代医学认为，脾是重要的免疫器官。补肝悦脾，则能提高机体的免疫力，增强体质。

研究发现，石斛中的倍半萜苷类在体外能够促进 T 细胞和 B 细胞的增殖。球花石斛多糖能增强巨噬细胞的碳廓清除能力和 B 淋巴细胞的增殖能力并能显著增加脾脏重量，是一种良好的免疫调节剂。铁皮石斛的原球茎与原药材比较研究显示，两者均能升高环磷酰胺模型小鼠外周血白细胞数，增强巨噬细胞的吞噬功能，促进体内淋巴细胞的转化，提高机体的非特异性免疫功能和细胞免疫功能。

二、石斛味咸性寒

中医认为，肿瘤多属虚劳之疾，兼有癥瘕积聚。治疗应以软坚散结为主，兼补正气。《本草纲目》认为石斛"味甘、淡、微咸"。《本草更新》曰其"味甘、苦，性微寒"。甘能补虚，苦能泄实，寒能解毒，具有治疗肿瘤的作用。药理研究表明，石斛对多种肿瘤细胞均有不同程度的抑制作用，并具有一定的抗菌作用。石斛中的联苄类化合物毛兰素，能抑制肝癌细胞和黑素瘤 A375 细胞的生长。从而导致肿瘤细胞坏死。其中金钗石斛中的 4，4'- 二羟基 -3，3，5- 三甲氧基二苄、鼓槌石斛素和玫瑰石斛素三种化合物对人体内肝癌细胞株 FHCC-98 具有不同程度的抑制作用。迭鞘石斛提取物对 SMMC-7721 和 HL-7702 细胞的生长具不同程度的抑制作用，并能显著增强荷瘤小鼠血清中 SOD 活力，降低 MDA 含量。此外，石斛中的生物碱成分还能够抑制金黄色葡萄球菌的代谢作用，最佳给药浓度为 7.237mg/ml。

第二节　石斛的归经

石斛，归胃、肾经，具有益胃生津、滋阴清热等功效。用于阴伤津亏，口干烦渴，食少干呕，病后虚弱，目暗不明。

一、石斛归肾经

1. 肾主水——石斛滋阴清热与防治糖尿病

《素问·逆调论》："肾者，水脏，主津液。"通过肾的气化作用，清者输布至全身，滋养脏腑组织器官；浊者经肺的肃降下归于肾，经膀胱排出体外。若肾气虚衰，气化失常，则阴虚津亏内热并见尿频、尿多等症，临床常见的消渴病（糖尿病）即属于这种病机。《本草纲目拾遗》记载：石斛"除虚热，生津"。《本草再新》云其："疗肾经虚热"。《本草正》曰："能退火、养阴、除烦……亦止消渴热汗。"药理研究表明，石斛对肾上腺素、链尿霉素、四氧嘧啶等引起的糖尿病模型具有降血糖作用。石斛能显著增加肾上腺素诱导的高血糖小鼠的血清胰岛素水平，减少血清中胰高血糖素的含量，降低血糖水平。对链尿霉素诱导的糖尿病小鼠也具有明显的降血糖作用。对 2 型糖尿病模型大鼠的胰腺组织结构和功能也有一定程度的保护和修复作用。

2. 肾主纳气——石斛润肺止咳与祛痰镇咳

《类证治裁》："……肾为气之根……肾主纳气。"中医认为，人体的呼吸功能必须依赖于肾的纳气作用，肾气不足，摄纳无权，则会导致"肾不纳气"。《药品化义》云："石斛气味轻清……性凉而清……主治肺气久虚，咳嗽不止……"《本草正》谓其能"清肺下气"。《本草纲目拾遗》云石斛"能镇涎痰，解暑，甘芳降气"。药理研究表明，石斛具有一定的祛痰和镇咳作用，能明显促进小鼠气管酚红排泌，从而抑制氨水引起的小鼠咳嗽。

3. 肾主骨生髓

（1）石斛壮筋健膝与抗骨质疏松

《医经精义》："肾藏精，精生髓，髓生骨……精足则髓足……髓足则骨强。"若肾精虚少，骨髓化源不足，便会出现骨质失养，引发骨质疏松。《药性论》记载石斛"主治……腰脚软弱，健阳，骨中久冷，虚损，补肾积精，养肾气，益力"。《日华子本草》云其："治虚损劣弱，壮筋骨。"药理研究表明，石斛水提液能够有效刺激成骨细胞增殖，并显著抑制破骨细胞的生成。

对卵巢切除小鼠模型研究发现，石斛水提液能减少骨松质、骨密质矿物质流失和骨密度的减少，从而起到抗骨质疏松的功效。

（2）石斛益精填髓与抗凝血、舒张血管

《素向·阴阳应象大论》云"肾生骨髓"，肾主骨，能生髓，髓化血。肾精充足，则精血互生；肾精亏损，则精血不能复生。因此，肾与血液有着非常密切的关系。药理研究表明，石斛具有抗凝血、舒张血管、促进造血功能的恢复等功效。细叶石斛水溶性提取物能够强烈拮抗肾上腺素所致的 SD 大鼠胸主动脉血管收缩并且有效舒张血管。

4. 肾藏精

（1）石斛益精补虚与抗衰老

《素问·六节藏象论》："肾者主蜇，封藏之本，精之处也。"人的生长发育和衰老均由肾气及天癸的盛衰主导。肾气衰，则天癸不能得到肾气的滋养，由少渐至衰竭，精血日趋不足，不能激发、推动机体的正常生理活动，导致衰老。《本草求真》云："石斛，入肾而涩元气。"《名医别录》云其"益精"《本经》认为其能"轻身延年"。药理研究表明，石斛具有显著的抗氧化活性和抗衰老功能。铁皮石斛原球茎多糖能够明显抑制—OH 和 O_2^{2-}，其两种对细胞生理活性具有抑制作用。化学发光法研究表明：铜皮石斛、金钗石斛、铁皮枫斗、紫皮石斛、兜唇石斛水提物对体内 ROS 也有很强的清除作用。

（2）石斛益智安神与增强记忆、抗疲劳

"肾藏精、精生髓、髓通于脑"，"脑为髓海"。肾精充足，脑髓盈满，则耳目聪明、精力充沛；肾精不足，脑髓空虚，便会出现眩晕、全身疲乏、记忆减退等。《日华子本草》云石斛"暖水脏，轻身益智"。《本草再新》认为其能"安神定惊"。《药性切用》言其："益肾阴而安神志。"药理研究表明，石斛具有改善记忆和抗疲劳的功效。金钗石斛生物总碱对脂多糖诱导的大鼠大脑功能异常、记忆减退具有一定的保护和改善作用。能增强大鼠的空间辨别学习能力，缩短逃避潜伏期及搜索距离，剂量依赖性地降低海马体内 APP695、BACE1、PS-1mRNA 的表达量。

5. 肾主目——石斛益肾明目与抗白内障

《秘传眼科龙木论》云"眼虽属五脏，而五脏之中肾最为贵"，"肾为目之主"。肾精充足，才能辨析万物，视觉敏锐。"肾气衰则五脏皆病，攻于眼目之病，其系首重"。随着年龄的增长，肾精渐亏，视物将日渐昏蒙。白内障、年龄相关性黄斑变性等眼病都与肾中精气的虚衰密切相关。石斛味甘寒质润，可升可降，上能润肺胃，下能滋肝肾，故能强腰明目，治腰膝痿软、阴伤目暗之证。药理研究表明，石斛对半乳糖性白内障具有一定的预防和治疗作用。以人视网膜神经细胞为研究对象，利用流式细胞仪分析药物干预后不同组别中各类凋亡细胞及活细胞的比例。结果发现，石斛散具有抵抗谷氨酸损伤，延缓视网膜神经细胞凋亡过程的作用。

二、石斛归胃经

1. 胃主收纳腐熟——石斛生津益胃与治疗胃炎

胃主收纳腐熟。食物经过胃的腐熟，游溢出人体所需要的精微物质，濡养脏腑。而胃为阳土，喜润恶燥，无水则不能腐熟水谷。常见的慢性萎缩性胃炎等都是由于胃液缺乏，虚火上炎所致。徐究仁认为："石斛功能清胃生津，胃肾虚热者最宜……如欲清胃救津，自非用石斛之甘滋清灵不为功。"《本草纲目拾遗》云石斛"清胃除虚热"，《本草再新》云其"理胃气，清胃火"。《神农本草经》认为其"久服厚肠胃"，《药性切用》曰"石斛平胃气而除虚热……为胃虚夹热伤阴专药"。药理研究表明，铁皮枫斗颗粒（胶囊）可以治疗慢性萎缩性胃炎，能明显促进实验大鼠胃液的分泌，增加胃液量、胃酸排出量与胃蛋白酶排出量。

2. 胃主通降——石斛开胃下气与改善胃肠道运动

胃主通降，以降为和。胃气不降，不仅直接导致中焦不和，影响六腑通降，出现脘腹胀闷或疼痛、大便秘结、恶心呕吐，甚至影响全身的气机升降，从而引发各种病理变化。《神农本草经》曰：石斛"主伤中，除痹，下气"。《本草纲目拾遗》云："以之代茶，开胃健脾……甘芳降气。"药理研究表明，石斛能改善胃肠道运动，缓解便秘症状。铁皮石斛能促进小鼠胃肠道运动，有效软化小鼠大便，起到通便作用。

第三节 功效与主治

中医认为，石斛有补虚益胃，养阴明目，清热生津之功。《神农本草经》记载其"补五脏虚劳羸瘦，强阴，久服厚肠胃，轻身延年"。《本草再新》亦云石斛"理胃气，清胃火，除心中烦渴，疗肾经虚热，安神定惊，解盗汗，能散暑"。

一、润养阴津

《中国药学大辞典》一书称石斛"专滋肺胃之气液，气液充旺，肾水自生"，说它善于养阴生津，治疗阴虚津亏诸症。事实上，早在2000多年前，药物学专著《神农本草经》就把石斛列为上品，认为它是滋补佳品，且适宜于久服，并称其能"补五脏虚劳羸瘦，强阴"。梁陶弘景说石斛的功能在于"益精，补内绝不足"。《本草通玄》也说石斛"甘可悦脾，咸能益肾，故多功于水土（肾、脾）二脏"。清代著名医药学家徐大椿总结了前人的经验，强调石斛的主要功用在于"益肾阴而安神志，为夹热伤阴专药"。清代的另一本药物书《本草汇言》也说石斛是"培养五脏阴分不足之药"。中医学认为，阴液为人体生命活动的物质基础，具有滋润形体脏腑、充养脑髓骨骼、抑制阳亢火动的作用，能维持人体正常的生长发育与生殖等功能活动。如果人体阴液不足，就会出现精神委靡、面色无光、眼干无神、腰膝酸软、头晕乏力、口干舌燥、咽喉疼痛、大便秘结等症状。石斛是养阴的要药，服用石斛可以从根本上解决人体阴液不足的问题，能收到良好的滋补效果。

清代著名医药学家赵学敏认为，每日以石斛代茶饮服，功能与人参、黄芪一样，对人体具有较好的滋补作用。中国科学院机关门诊部于 1995 年对该院 100 位科学家服用石斛进行了追踪观察。这些科学家大都年事已高，疾病缠身，多有阴虚内热、口干舌燥、咽喉疼痛、失眠盗汗、神疲乏力、小便短赤、大便干结等症状，服用石斛后这些症状都有显著的改善，收到了良好的滋阴生津效果。

肾虚火旺，骨蒸劳热者，宜与生地、枸杞子、黄柏、胡黄连等滋肾阴、退虚热之品同用。

二、健脾开胃

石斛为益胃生津要药，按中医"脾胃为后天之本"的理论，胃的主要功能是受纳、腐熟水谷。饮食入口，经过食管，容纳于胃。人体的五脏六腑、四肢百骸以及皮毛筋肉等各部分，都必须通过脾胃及经脉的作用而获得气血营养的补给。

正因为脾胃有消化饮食、摄取水谷精微以营养全身的重要作用，是营养的源泉，因此营养充足与否主要取决于脾胃的功能。石斛的益胃生津作用较强，2000多年前的《神农本草经》就说它"久服厚肠胃"，名医陶弘景也说石斛功能"平胃气，长肌肉"，《本草再新》认为石斛专"理胃气，清胃火"。因此，人们还将它称之为"肠胃药"，是治疗胃脘痛、上腹胀满的常用药物。

本品长于滋养胃阴、生津止渴、兼能清胃热。用于胃阴虚及热病伤津证，主治热病伤津之烦渴、舌干苔黑之症，常与天花粉、鲜生地、麦冬等品同用，如《时病论》清热保津法。治胃热阴虚之胃脘疼痛、牙龈肿痛、口舌生疮可与生地、麦冬、黄芩等品同用。

三、清肝明目

石斛是一味防治肝胆病十分重要的药物。历代医家都认为石斛具有滋养肝阴的作用，是治疗各种肝胆病的要药。石斛还有较好的利胆作用，可用以治疗肝炎、胆囊炎、胆石病等肝胆疾病。湖北中医药大学附属医院运用石斛等药组成"养阴益气汤"治疗慢性胆结石，结果表明能有效地控制症状，防止复发。

中医认为，五脏六腑的精气都通过血脉上注于眼睛，而肝"开窍于目"，眼睛的生理病理与肝的阴精充盛与否关系密切。肝阴精充盛，则眼睛明亮而炯炯有神，转动灵活，神采奕奕，人也显得精力充沛；如果阴精不足，眼睛就会黯淡无光，两眼干涩，视物昏花，或夜盲等。石斛具有滋阴养肝的功能，故被历代医家用作养护眼睛的佳品。宋代《圣济总录》中记载的石斛散具有治疗"眼目昼视精明，暮夜昏暗，视不见物，名曰雀目"。现代眼科临床常用的石斛夜光丸，具有滋肾、平肝明目的功效，被用于治疗肝肾阴虚所致的视物昏花、夜盲等。因肾精不足而致目昏目暗、视力减退，常用本品配合生地、熟地、山茱萸、草决明、潼蒺藜、地骨皮、菊花、枸杞子等同用。

四、清热止痛

清代名医赵学敏在《本草纲目拾遗》中强调，石斛功能是"清胃除虚热"。《本草衍义》也说石斛"治胃中虚热"。徐究仁在分析石斛的功效时说："石斛功能清胃生津，胃肾虚热者最宜。夫肺胃为温（热）邪必犯之地，热郁灼津，胃液本易被劫。如欲清胃救津，自非用石斛之甘滋轻灵不为功。"

石斛味苦，用除脾胃之火，去嘈杂如饥及营中蕴热，其性清、缓，有从容分解之妙，故能退火，养阴除烦。对热病伤津之胃热口渴较轻者，用石斛煎汤代茶饮服，即可取效。若阴伤较重，致舌质深红、舌苔焦黑、干燥无津、口渴欲饮者，可与天花粉、生地、麦冬同用，以增加清热保津的作用。若兼有气阴不足而致发热口渴，可与黄芪、生地等益气养阴药物同用。

应该指出，与其他清热药物相比，石斛所清解的"热"完全是一种虚热，即中医所谓的阴虚热盛证，是以阴虚、热盛并存为特点的，常见持续性发热或长期低热不退的患者。药理实验表明，石斛能够显著降低阴虚热盛家兔的发热高峰值和体温反应指数，缩短发热时间。这种解热作用可能与增强机体免疫力、减少组织损伤、减少致热源的产生有关。

石斛也用于温热病后期，因高热而阴津受损，出现口渴舌燥、食欲不振、舌质发红、舌苔黄黑等症状，但应注意用本品治疗温热病，不可用之过早，以免滋补敛邪。

石斛还能治疗身体各种疼痛病症，这与它所含的生物活性物质生物碱有关。据现代药理研究，石斛碱有一定的止痛作用，与常用止痛药药理相似。

五、强筋健骨

在中医本草著作中，还有石斛壮筋补虚、健腰膝、祛冷痹的记载。如《神农本草经》记载石斛"主伤中，除痹"。陶弘景《名医别录》记载石斛可治疗"脚膝痛冷痹弱"。《药性论》记载石斛"主治男子腰脚软弱，健阳，逐皮肤风痹，骨中久冷"。《日华子本草》记载石斛"壮筋骨"。究其原因，石斛能滋养阴液，阴液能润滑关节，从而收到强健筋骨、流利关节、增强抗风湿的效用。肾阴亏虚，筋骨痿软者，常与熟地、山茱萸、杜仲、牛膝等补肝肾、强筋骨之品同用。

六、滋阴生津

中医认为消渴（糖尿病）的发生，主要以肾阴虚、肺胃燥热为基本病机，以气阴两虚为其病理特点。石斛功能养阴清热润燥，自古以来就是治疗消渴（糖尿病）的专药。福建中医药大学施红等运用石斛合剂治疗 40 例糖尿病，临床结果显示，石斛不仅能显著降低轻型及初发糖尿病患者的血糖水平，使血糖恢复正常，而且对重型及病程较长的患者，在原有西药配合的情况下亦能有效降低血糖。石斛调节血糖，用于防治糖尿病并发症亦多有效。北京中医医院运用石斛复方治疗糖尿病时发现，石斛在降低血糖、改善症状的同时，还可降低患者血浆前列腺素水平，对保护糖尿病患者血管内皮细胞有一定的作用，对预防糖尿病血管并发症有积极意义。河南中医学院等单位的研究也发现，石斛对糖尿病中最常见的并发症糖尿病肾病也有防治作用。

七、养颜排毒

石斛含有大量的黏液质，对人体皮肤有滋润营养作用。人进入中年期以后，由于体内阴液日益减少，从而加速了皮肤老化，使之变黑与变皱。服用石斛，可使阴液充足，从而起到延缓皮肤老化的作用。

八、延年益寿

现代研究表明，石斛含有多种的微量元素，如钙、钾、钠、镁、锌、铁、锰、硒、铜、铬、镍等。我们知道，微量元素与人体的健康长寿有密切关系。钙是构成人体骨骼的必要物质。铁在体内参与血红蛋白、肌红蛋白、细胞色素、细胞色素氧化酶的合成，体内三羧酸循环中 1/3 的酶与铁有关。锰在体内参与许多酶促反应。锌与铜是辅酶的组成成分，铜是该酶的活性中心，锌起稳定酶结构的作用。铬是胰岛素参与糖代谢过程和脂质代谢过程中必需的元素，也是维持正常胆固醇代谢必需的元素。硒具有抗癌作用。石斛能补充上述各种微量元素，有助于多种疾病防治。

另外，石斛能抑制肿瘤，具有抗癌的作用。朝鲜科学家在研究石斛清热镇痛作用时，观察到石斛对肺癌、卵巢腺癌和早幼粒细胞白血病的某些细胞株有杀灭作用，具有较强的抗肿瘤活性。

对于石斛抗肿瘤的作用，我国科学家也有较深入的研究。如南京中医药大学中医药研究院进行了体外培养肿瘤细胞株实验，结果发现石斛中的有效成分对肿瘤细胞株的生长具有明显的抑制作用。他们运用以石斛为主的中药"补肝软坚汤"治疗原发性肝癌，发现具有抗癌增效的作用。临床实践也证明，石斛用于恶性肿瘤的辅助治疗，能改善肿瘤患者的症状，减轻放、化疗引起的副作用，增强免疫功能，提高生存质量，延长生命。

第四节　应用与配伍

本草专著将石斛列入补益药中的滋阴药，《本草纲目拾遗》称其为"滋阴补益珍品"。其性味甘、微寒，入肺、胃、肾经，有滋阴、生津、清热、止痛之功。

夏季暑热伤阴，秋天燥气当令，是石斛应用最佳季节。

一、石斛配人参，夏秋清补剂

金元四大家中的"滋阴派"代表朱丹溪认为："人阴常不足，阳常有余，阴虚难治。"夏日暑热迫津外泄，大汗伤阴，秋季燥气当令，燥则津枯。因此夏秋常见气阴两亏，伤阴劫液，口干舌燥，五心烦热，乏力神疲，舌红少苔，需滋阴益气，而最佳清补剂即石斛配生晒参。石斛清热养阴，生津和胃；生晒参益气补阴，生津养液，两药配伍，相得益彰。夏日进补，多用清补，一般方法：鲜石斛30g，生晒参5g，加水炖后服（可加适量冰糖），每日1次，连服3～5日，夏令进补常用此方。若心肺两亏，心悸胸闷，咳嗽少痰，或动则气喘，可再加冬虫夏草2g同炖。若肝肾不足，视物昏花，或两目干涩，可加枸杞子10g，甘菊5g同炖；亦可将生晒参与枫斗等量共研，用0号胶囊套后，每日3次，每次3～5粒，或早晚各5粒吞服。

二、石斛配青蒿，养阴清暑好

夏季暑热伤阴耗气，暑邪伤人易致中暑、发痧，因此养阴清暑是夏日防治暑热的基本法则。石斛养阴生津，益气清暑；青蒿清暑化湿，芳香辟浊，两药配伍，既可治病，又能防病，是夏季常用的清暑佳品。一般用石斛（鲜者 30g，干者 10g）、青蒿（鲜者 30g，干者 5 ~ 10g）开水冲泡代茶。若用于治疗中暑或痧胀，用鲜石斛 30g，青蒿 10g，水煎服，或加金银花 15g 同煎，则效更佳。

秋燥多伤津液，津伤阴亏，内热炽盛，虚热上扰，潮热面赤，皮肤干热，口干烦渴，舌燥少津。石斛养阴清热，生津止渴；青蒿清退虚热，疏利气机。故一般用鲜石斛 30g，青蒿 10g 水煎代茶；若配沙参、麦冬、地骨皮、白薇，则助石斛养阴，助青蒿清虚热。

三、石斛配芦根，养阴兼利湿

夏令除气候炎热外，常多雨而潮湿，因此除养阴清暑之外，利湿化浊也必不可少。在诸多方药中，石斛配芦根最为相宜。芦根为甘寒多汁之品，有清热利尿，止呕除烦之功。《医林纂要》谓"能渗湿行水，疗肺痈"，故芦根既养阴生津又渗湿利水，再配以石斛，则养阴清热更胜一筹，使滋阴而不碍湿，利湿而不伤阴。故夏季凡高热口渴，湿阻中焦，舌苔白腻者，必用此二味。

秋季燥邪伤肺，若出现干咳少痰，痰黏而稠，咳痰咯血，喘息胸痛，则配以石斛、芦根，既清肺胃之热，又润肺胃之阴，痰血与肺热随之而除。若治肺痈宜加鱼腥草与山海螺，一般以鲜石斛 30g，芦根 30g，山海螺 25g，鱼腥草 25g 为基本方，再随症加减。

四、石斛配黄芪，益气又养阴

夏日常见大汗淋漓，少气乏力，疲倦懈怠，精神委靡，气短喘息等气虚之症，故在养阴清暑的同时需加补气升阳之品。石斛配黄芪补气固表，不但功效卓著，而且补而不滞，尤其2型糖尿病患者可用此代茶常服。若配山药、天花粉、山茱萸、五味子则效更佳，成为夏日糖尿病用药的良方。

现有经验方"养阴益气汤"：黄芪、石斛、香橼各15g，水煎服，专治慢性萎缩性胃炎。在夏日由于饮水较多，又进寒凝之物，因此胃阳不足，温运困难，胃阴更损，消化更难。为此，可在上方基础上加木瓜、三棱、莪术，即成为夏日较理想的治疗萎缩性胃炎的专方：黄芪30g，鲜石斛15g，香橼10g，木瓜10g，三棱10g，莪术10g，水煎服。

五、石斛配荷叶，专疗夏季热

小儿夏季热，是婴幼儿在夏季发生的特有病症，常见发热、口渴、多尿、少汗、纳差、消瘦等症。这是由于小儿机体尚未完善，对暑热之邪特别敏感，易出现耗气伤津，肺胃阴伤之象。在治疗上除石斛养阴清热、益气清暑外，还需予以芳香化湿。简便方即石斛30g，荷叶（鲜约1张）50g～100g，水煎后，加适量调味品（如冰糖）供小儿代饮服用。本方清暑益气，老幼皆宜，因此亦可用于治疗疰夏。

疰夏是发生于夏季的一种常见病，是因暑湿之邪，损伤脾胃之气，耗伤阴液所致的一种病症。以怠惰嗜卧，眩晕乏力，心烦多汗，饮食不佳，低热不退为基本特征，在《疰夏百问》一书中，介绍了以鲜石斛、荷叶露为主，治疗疰夏的辨证方药。

除以上五组石斛治疗夏季常见病症的配伍应用外，尚有石斛配川贝治疗夏季因暑热，秋季因燥热引起的慢性咽炎；石斛配玉竹治夏秋间干燥综合征；石斛配芡实治夏季脾虚泄泻。根据不同的症状，石斛的配伍千变万化，功效各异，以下还列举了石斛的一些简单配伍及其应用症状。

表 1-1　石斛的配伍与应用症状

序号	配　伍	应用症状
1	配天花粉	治胃热津亏，消渴，虚热舌绛少津
2	配麦冬	治胃阴不足之胃脘不适，干呕，舌红
3	配麦冬、沙参	治热性病口干渴
4	配忍冬藤	治风湿热痹
5	配忍冬藤、白薇	治风湿热痹
6	配沙参、枇杷叶	治肺阴不足，干咳气促，舌红口干等症
7	配白薇、知母、白芍	治热病后期，虚热微烦，口干，自汗等症
8	配南沙参、山药、生麦芽	治胃阴不足而见少食干呕，舌上无苔等症
9	配北沙参、麦冬、玉竹	治肺胃虚弱，舌红口干或干咳无痰，呼吸急促
10	配生地、玄参、沙参	治热病后期，仍有虚热，微汗，目昏口渴或有筋骨酸痛，舌干红，脉软数无力，症状日轻夜重者
11	配生地、麦冬、天花粉	治热病胃火炽盛，津液已耗，舌燥，口干或舌苔变黑，口渴思饮
12	配麦冬、天花粉、石膏、知母	治热病早期，热未化燥，但津液已损，有口干烦渴，舌红等症状
13	配天花粉、生地、知母、沙参	治消渴

序号	配　伍	应用症状
14	配生地、麦冬、百合、秦艽、银柴胡	治阴虚内热之干咳，有盗汗，低热，口渴，舌红，脉细数等症
15	鲜品配生地	治热病伤阴，口干烦渴，或久病阴虚，虚热内灼诸症
16	配人参	治气阴两亏，口干乏力
17	配枸杞子	治肝肾阴虚，虚劳羸瘦，视物昏花
18	配菟丝子、桑螵蛸	治肾气不足，排尿障碍，余沥不尽，夜梦遗精，阴下湿痒
19	配葛根	治泄泻口干
20	配枇杷叶	治呕吐恶心，口渴欲饮
21	配牛膝、川续断	治腰膝不利，瘦弱无力，腿痛
22	配石楠叶	治下肢热痹、痿弱，局部皮肤郁热
23	配桂心	治腰膝冷痹，四肢少力
24	配淫羊藿、苍术	治夜盲雀目，眼目昼视精明、暮夜昏暗视物不见
25	配生姜	治阴下常湿，小便有余沥
26	配沙参、麦冬	治胃阴不足，舌光绛无津，干呕恶心
27	配生石膏	有清热增液养胃之功。此为近代医家过锡生的配伍用药经验。过氏用石斛配小剂量生石膏治疗阴虚胃热，确有复津养胃、增液清热之功
28	配沙参、五味子	三药养敛并用，养阴不增泻，涩敛不留邪，合用相得益彰，有增养胃阴、涩精厚肠之功效。本方系黄文东用以治久泻伤阴，症见咽干燥，口渴，舌质红，苔光剥，用石斛、沙参、五味子酸甘化阴，但不宜用生地、玄参等滋腻之品。石斛生津厚肠，对泄泻伤阴者有利无害。

序号	配　伍	应用症状
29	配葫芦茶	养不碍滞，化不伤正，相辅相成，共收养胃阴、化积滞之功。郭士魁喜用二药治疗消渴属轻型肥胖病人，可使体重、血糖下降，症状改善
30	配怀牛膝	补肝肾而治痿弱，养胃阴、强五脏而治痿软，肝肾阳明胃同治，相辅相成，共奏养胃、补肝肾、健足之功
31	配生地、北沙参	三药先后天并养，金水相生，合用相得益彰，共奏增滋阴液之功。夏德馨将三药合伍用治肝硬化阴虚足肿，有较好疗效，并有提高血浆蛋白的效果。夏氏认为肝硬化足胫浮肿多属阴虚浮肿，用三药各 60g 以养阴液可取得较好疗效。夏氏又将三药合伍再配伍吉林人参 3g，生晒参 5g，治疗肝性脑病属阴阳两竭者，取得一定疗效
32	配瓜蒌	二药合用，可润降燥热以生胃阴，养胃阴以润通冲任，舒肝郁而不燥，养胃阴而不滞，相辅相成，共奏祛燥热、调冲任之功。刘奉五将二药配伍组成瓜石汤，治疗胃阴不足，燥气内生，阴液不能润降，冲脉之气上逆而致闭经，症见口干舌红、大便秘结
33	配厚朴	二药苦温甘寒并用，燥湿养阴并行不悖，共奏养胃阴、除湿滞、厚肠胃之功

第二章　石斛的临床应用

现代药理研究证明，石斛有抗衰老、增强人体免疫力、阻抑胃溃疡发生的作用，对慢性浅表性胃炎、萎缩性胃炎也有明显疗效，同时对白内障、夜盲症等眼科疾病也有疗效。

石斛性平和、甘润，中药典籍中将其列为上品，历代医家常以单味或配伍相关药物以治疗多种疾病。

第一节 内科病症

糖尿病

中医称糖尿病为消渴，并有上消、中消、下消之分。随着人们生活水平的提高和饮食习惯的改变，尤其在城市中，糖尿病发病有逐年增加之势。其症状主要为口渴多饮、多食、多尿而消瘦，或有小便浑浊、带有甜味，实验室检查可见血糖、尿糖过高。糖尿病的发病原因主要是饮食不当，过度食用高脂肪、高蛋白和甜味食品，以及过量饮酒酿成内热，津液干涸，愈消愈渴；或因房劳过度，性生活不节，以致肾气虚竭，肾燥而精虚引发。此外，糖尿病发病与情绪不稳定也有关系，如平时情绪过分激动，逐渐使肝气郁结，久而化火，消灼津液，也会引发此病。总之，上述各种因素都会引起阴虚燥热，导致本病，偶见病久不愈，阴损及阳，以致肾阳亦虚，或发病后兼有肾阳不足，但属少数。石斛性甘寒，有养阴生津、清热之效，故在糖尿病的中医治疗中被作为常用药物。

斛乌合剂（《朱良春杂病廉验特色发挥》 国医大师·朱良春）

【功效】益气养阴，和血通脉。

【主治】气阴两虚，瘀血内阻之糖尿病。

【组成】川石斛、制首乌、制黄精各 15g，生黄芪、怀山药各 30g，枸杞子、生地、金樱子、紫丹参、桃仁泥各 10g。

三消胶囊

【功效】益气养阴活血。

【主治】防治糖化血红蛋白上升功效显著，适用于治疗 2 型糖尿病。

【组成】石斛、黄芪、蚕蛹、玉米须、生蒲黄、淫羊藿等。

生地斛丹汤（中医养生网）

【功效】益气养阴，活血化瘀。

【组成】生地黄、石斛、丹参、花粉各 20g。

祛烦养胃汤（《医醇賸义》卷三 清·费伯雄）

【功效】养阴生津，清热除烦。

【主治】阴虚内热之中消者。

【组成】鲜石斛 15g，熟石膏、南沙参、玉竹各 12g，天花粉、麦冬、山药、茯苓各 9g，陈皮 3g，制半夏 4.5g，甘蔗 30g。

石斛参麦汤 （中医养生网）

【功效】理气健脾，养阴。

【主治】糖尿病伴有胃脘部隐隐作痛及食欲减退。

【组成】石斛、沙参、麦冬、木香各 12g。

顾步汤（《辨证录》卷十三 清·陈士铎）

【功效】活血化瘀，化痰散结，清热解毒，强筋补肾。

【主治】糖尿病足。

【组成】石斛、党参、黄芪、牛膝各 15g，薏苡仁 50g。

慢性胃炎

慢性胃炎分慢性浅表性胃炎和慢性萎缩性胃炎两种，前者表现为上腹部饱胀不适，进食尤甚，或有胃脘部疼痛，时有食欲不振、恶心、嗳气或腹胀；后者临床症状不明显，有的病例仅表现为食欲下降、消瘦乏力、腹泻及贫血等，当炎症在活动期时也可出现上腹部饱胀、钝痛、灼烧感，或嗳气、恶心、呕吐等症状。本病一般与饮食不节有关，病变日久，或治不得法往往可导致胃阴不足、内有虚热，出现口干欲饮、舌苔少或光剥苔等症状。石斛具有养胃生津、除热之功效，对上述两种胃炎类型均有较好的疗效。

养阴益气汤（《中医妇科治疗学》 卓雨农）

【功效】益气养阴，健脾和胃。

【主治】慢性萎缩性胃炎。

【组成】黄芪、石斛、香橼各 15g。

麦冬石斛汤

【功效】养阴和胃。

【主治】慢性萎缩性胃炎，适用于舌红、口干之阴虚病人。

【组成】石斛、麦冬各 10g，甘草 6g。

清胃育阴汤（《新编内科秘方大全》）

【功效】清胃育阴，可治疗慢性胃炎。

【组成】蒲公英、石斛各 15g，木香、甘草各 6g。

胃康散

【功效】资脾和胃，可治疗慢性胃炎。

【组成】石斛、山药各 10g，鲜百合 20～25g，佛手 5g，白糖少许。

润胃汤（《辨证录》卷六　清·陈士铎）

【功效】养胃润燥。

【主治】慢性萎缩性胃炎。

【组成】麦冬、石斛各 10g，乌梅 5g，白糖适量。

石斛佛手煎（民间验方）

【功效】养阴益胃。

【组成】石斛、北沙参、佛手各 12g，甘草 6g。

营胃片

【功效】养胃清热。

【主治】慢性浅表性胃炎。

【组成】黄连、石斛各 60g，黄芪 120g，蒲公英 240g，鸡内金、珍珠粉、香菇、银耳、三七粉各 45g。

石竹汤（民间验方）

【功效】清热和胃。

【主治】胃热型慢性浅表性胃炎。

【组成】石斛、南沙参、玉竹各 10g，甘草 5g。

滋养胃阴汤

【功效】滋阴养胃。

【主治】胃阴不足型慢性胃炎。

【组成】沙参、石斛、天花粉、扁豆各 10g，白糖适量。

木斛养胃汤

【功效】养胃生津，清热止痛。

【组成】木蝴蝶 10g，石斛 15g，白花蛇舌草 15g，蒲公英 15g，麦冬 10g，白芍 15g，乌梅 10g，制香附 10g，玄胡 10g，甘草 5g。

乙型肝炎

乙型肝炎在早期多无明显症状，而在体检或其他疾病治疗前的常规检查中发现较多。一经诊断为乙型肝炎，病人容易产生恐惧心理，正确的态度是积极治疗，注意自我保养，避免病情加重。

西医对于肝炎的治疗多采用护肝，给予特异性免疫增强剂，在抗病毒治疗中应用干扰素等。中医治疗肝病较有特色，以辨证论治为主，如属肝肾阴虚型，症见口干欲饮、舌红、脉弦细数者，则采用石斛、虎杖根，两药配伍有养阴清热解毒之功，而石斛又有诱生干扰素的作用。

石虎汤

【功效】养阴化瘀，清热解毒。

【主治】肝肾阴虚之慢性乙型肝炎。

【组成】石斛、南沙参、赤芍、虎杖各 15g。

石斛三味饮

【功效】养阴柔肝，清热解毒。

【主治】适用于慢性乙型肝炎有口干、肝区隐痛等症状。

【组成】石斛、半枝莲各 10g，玫瑰花 2g。

肝硬化

肝硬化是常见的慢性肝病，早期往往没有明显症状，严重者后期可出现腹水、出血、嗜睡或兴奋等症状。中医学认为本病可分别属瘕证、鼓胀、黄疸三个阶段，多因七情郁结、饮食内伤，令肝脾受损、脏腑失和、气机阻滞、瘀血内停，日久渐积而成。各阶段表现出不同的病变症状，如面色晦暗、形体枯槁、胁肋隐痛、口干咽燥、纳少、腹壁青筋显露等肝肾阴亏症状时，可选用石斛配生地、麦冬、鳖甲等治疗。

清鼓灵

【功效】益气养阴，活血化瘀。

【主治】肝硬化腹水阴虚之证。

【组成】鳖甲胶、柴胡、石斛、党参各 10g，当归、益母草、丹参、茯苓、商陆、郁金各 15g，生地 20g，生甘草 8g，红枣 5 枚。

慢性支气管炎

慢性支气管炎的发病原因复杂，多为内外因素综合作用的结果，好发于冬春季节或气候忽冷忽热时。本病临床表现为咳嗽，早期咳嗽有力，多为单声咳或间歇咳，痰多时咳声重浊，清晨咳嗽较多。多发期和缓解期表现不同，临床多应用中医辨证施治。由于本病往往急性发作和缓解交替，病程迁延多变，因此除及时和坚持经常用药治疗外，增强自身免疫功能也极为重要。戒烟、戒酒后可缓解病情甚至治愈。有过敏史的病人要避开过敏原。

清润止咳汤

【功效】滋阴润肺，祛痰止咳。

【组成】沙参、麦冬、石斛、浙贝母、百部各 10g。

斛冬饮

【功效】滋阴降火利咽。

【主治】阴虚火旺型梅核气。

【组成】石斛、芦根、麦冬各 10g。

石斛川贝饮

【功效】酸甘化阴，治疗支气管炎干咳者。

【组成】石斛、北沙参各 15g，炙枇杷叶、川贝母各 5g。

咽炎性咳嗽

咽炎性咳嗽由咽喉炎引起，临床上较为常见。病因主要有上呼吸道感染经抗感染治疗后得以控制而未能完全消除咽喉部炎症；或平时经常熬夜，过食糖果、饮料等甜食，以及吸烟过多所致。本病特点表现为咽喉充血、干燥或灼热，咽痒即有咳嗽，痰少黏稠而不爽，时轻时重。治疗宜养阴清热利咽，用石斛配麦冬、连翘，或胖大海，煎服或泡茶代饮均可。

咽炎性咳嗽者在治疗时仍需注意控制甜食、少熬夜、少吸烟等，如咳嗽较重还需忌鱼腥。

润肺汤

【功效】润肺止咳，治疗慢性咽喉炎干咳无痰。

【组成】石斛、沙参、玉竹各 10g。

石斛枇杷叶汤

【功效】润肺止咳，适用于慢性咽炎性咳嗽。

【组成】石斛、枇杷叶各 10g。

肺炎

肺炎是一种常见病、多发病，临床上可分为大叶性肺炎、小叶性肺炎和间质性肺炎，中医称之为肺风痰喘、肺炎咳嗽、肺痈。本病急性期多有怕冷、寒战、高热、头痛、肌肉酸痛、咳嗽、咳脓血痰、气急等症状。西医治疗以抗生素为主，但高热、炎症基本控制后，中医治疗具有优势，可起到清热化痰、止咳平喘作用，对咳嗽、痰多、气喘等症多日不愈者疗效尤佳。若因高热伤阴耗津，出现咳嗽咯痰不爽者，应配伍石斛、南沙参、北沙参，以养阴清肺。

发病期间忌鱼腥、海鲜等食物，摄取过量甜食对退热、止咳有不利影响。凡年老体弱者及婴幼儿出现上呼吸道感染症状时应及时治疗，以防止引发肺炎。

肺清合剂

【功效】清肺止咳平喘。

【主治】间质性肺炎。

【组成】石斛、桑叶、麦冬、南沙参、杏仁、枇杷叶、百部各15g。

干燥综合征

干燥综合征是累及外分泌腺体的慢性炎症性自身免疫疾病，最常见的症状是口眼干燥，严重者欲哭无泪，此外还可有皮肤干燥疼痛等。中医学认为，此病属于阴虚津液不足，血燥生风，常用石斛养阴生津，配伍何首乌、生地黄、当归等增液润燥。

增液合剂

【功效】益气养阴润燥。

【组成】石斛、黄精、生地、玉竹、麦冬、丹参各5g。

加味引火汤

【功效】补肾滋阴润燥，清降虚火。

【组成】石斛、沙参各15g，生地30g，五味子、茯苓各6g，麦冬12g。

再生障碍性贫血

再生障碍性贫血简称"再障"，是一种骨髓造血功能障碍性疾病，多见于青壮年，有急性与慢性之分。急性发病急骤，病程进展快，死亡率高；慢性主要表现为面色少华或灰白而虚浮，皮肤、黏膜有散在性的瘀斑，偶有鼻出血、齿龈出血等。经检查确诊后应及时治疗。

从中医辨证角度来看，急性再障表现为热邪炽盛，伴有气血虚弱或脾肾两虚；慢性再障常表现为脾肾阳虚或阴虚内热。属阴虚内热者，常见头晕耳鸣、手足心热或午后潮热、腰膝酸软、失眠多梦、心悸气短、遗精便秘等症状，可选用石斛养阴清热，同时配伍生地、龟板、鳖甲、麦冬、炒知母、炒黄柏等以滋阴降火。

滋肾益阴汤

【功效】滋阴补肾。

【主治】肾阴虚型不典型再生障碍性贫血。

【组成】石斛、生地、熟地各 15g，黄芪 20g，当归 10g，甘草 3g。

白细胞减少症

白细胞减少症的临床表现不一，实验室检查白细胞数在 4.0×10^9/L 以下，基本症状以精神委靡、肢体酸软无力、时常头晕、不耐劳作、抵抗力差、易于感冒为特征。中医辨证有气血两虚、脾肾阳虚及肝肾阴虚几型。凡属肝肾阴虚，症见面色潮红、盗汗或自汗、口干、五心烦热等，可选用石斛，配伍炒知母、炒黄柏、龟板、鸡血藤等养阴清热，补益肝肾。

生白饮

【功效】清热解毒，益气养阴，扶正祛邪。

【组成】生晒参、石斛、鸡血藤各 15g。

三生汤

【功效】养阴生血，健脾，气阴两虚的白细胞减少症病人长期服用有一定的辅助治疗作用。

【组成】石斛、炒白术各 10g，鸡血藤 15g。

贫血

贫血是一种常见的综合征，当血液内红细胞数目或血红蛋白含量低于正常时即称贫血。临床表现为面色、口唇苍白，指甲色淡，全身无力，头晕，耳鸣，眼花，或有皮肤干燥和头发稀疏。中医学认为本病多由气血两虚所致，一般治疗采用益气补血法。如病人出现面色少华、两颧潮红、头晕、心悸、失眠、腰膝酸软、午后潮红、手足心热及口干等阴虚内热症状，当以养阴清热、滋生气血为主，选用石斛，配伍党参、生地（或熟地）、白薇、山茱萸等治之。

补髓生血汤

【功效】滋阴养血，补肾生髓。

【组成】熟地、石斛各15g，核桃仁、鹿角胶、阿胶各100g。

生血宝

【功效】补气生血，益气补血，养阴生津。

【组成】冬虫夏草50g，石斛、女贞子、覆盆子、墨旱莲、杜仲各40g，川续断、桑寄生各35g，紫苏子20g。

冠心病

冠心病是冠状动脉粥样硬化性心脏病的简称，指因心脏冠状动脉粥样硬化后，动脉狭窄或阻塞而导致的缺血性心脏病，多见于中老年人，主要症状是心前区疼痛、心悸、心律失常及心电图异常。本病属中医学胸痹、心痛范畴，如素体属阴虚阳亢，可见面色红赤、神烦不宁、失眠、口渴多饮、大便干结、小便黄赤、腰脊酸软、舌红少津等肝肾阴虚内热症状，选用石斛养阴清热，配伍补肾滋阴、活血通络之品，疗效较好。冠心病病人不宜久居空调房内，要适当呼吸新鲜空气，须戒烟戒酒，若出现胸闷、胸痛，应及时服用麝香保心丸或速效救心丸，症状明显者应立即去医院诊治。

冠脉饮

【功效】益气养阴，活血通络。

【组成】黄芪、当归、赤芍、石斛、川芎、桃仁、红花、蕲蛇等。制成口服液，每支 20ml。

石斛丹参饮

【功效】养阴活血。

【主治】口干舌质红的阴虚型冠心病病人。

【组成】丹参、石斛各 10g。

脑卒中

脑卒中又称中风，是脑血管和脑血液循环发生障碍引起的神经系统急性疾患，主要症状为神志昏迷、语言障碍、单侧肢体瘫痪和感觉麻木，常见病因为脑出血、脑血栓形成和脑血管栓塞。中医认为，由于生活无规律、烟酒或思虑烦劳过度，以致气血亏虚、阴阳失调，偶尔受外来因素的影响，可诱发本病。本病主要表现为突发口眼偏斜或语言不利，或半身瘫痪，严重者猝然昏迷，不省人事，甚至死亡。治疗时急诊应以西医抢救为主，待病情稳定后用中医治疗有较好疗效。中医辨证施治从平衡阴阳、平肝祛风化痰、活血通络等方面着手，因本病多见阴虚阳亢之证，故育阴潜阳为主要治疗方法之一。

石斛羚角钩藤汤

【功效】平肝息风，滋阴潜阳。

【主治】阴虚阳亢、肝风内动之有脑卒中先兆者。

【组成】石斛 10g，天麻 5g，钩藤 15g，羚羊角 0.5g，全蝎 2g。

早搏

　　早搏有室性早搏和房性早搏之分，轻者无自觉症状，或某些病人可有心悸或心跳停歇。本病属中医学惊悸、怔忡范围，凡精神紧张、过度疲劳或过嗜烟酒等均可引发。如病人能调节情绪，克服焦虑、紧张心理，注意适当休息，保持充足睡眠，则能减少发作次数，可能自愈。若病情反复发作，有明显不适者，应及时去医院检查治疗。早搏病人如伴有心烦、眠差、头昏耳鸣、舌红，则为阴虚火旺之证，可选石斛以养阴清热，配伍酸枣仁、麦冬（朱砂拌）、百合、生地、夜交藤等，有较好的疗效。

　　补心平律冲剂

　　【功效】养心安神。

　　【组成】珠儿参、太子参、丹参、京石斛各 30g，北沙参、茯神各 15g，苦参 18g，麦冬、郁金、柏子仁各 12g，五味子、降香、石菖蒲各 6g，砂仁 3g。

　　石斛甘松散

　　【功效】宁心安神，对心脏无器质性病变而出现早搏的病人功效较佳。

　　【组成】石斛、甘松各 70g。

神经衰弱

　　神经衰弱是一种最常见的神经官能症，多发于中青年人。其发病与精神因素有关，属神经系统功能性疾病，而不是器质性损害。如果精神高度紧张未加适当调节，往往会出现心情烦躁，情绪不稳定，可为一些小事发脾气或哭泣，注意力不集中，常出现不能坚持工作或工作易出错，记忆力减退的现象，以及失眠多梦或头昏脑涨等表现，如不及时治疗会逐渐加重病情。如出现心烦易怒、眩晕、失眠、口干、舌红等症，中医诊断为阴虚火旺，可选用石斛，配伍生地、黄芩、炒枣仁、山茱萸等；症状较轻者可选用石斛配伍麦冬、炒枣仁、淮小麦和红枣即可。神经衰弱病人晚上要少喝浓茶，避免易引起情绪激动的社交活动，少看容易兴奋、紧张、恐惧的影片或电视，临睡前用热水洗足有助于睡眠。

石斛百合汤

【功效】养心安神。

【组成】石斛、百合、炒枣仁、麦冬（朱砂拌）、远志各10g，甘草5g。

加味温胆汤

【功效】清胆和胃，宁心安神。

【主治】痰热内扰不寐之重症。

【组成】石斛、半夏、竹茹各10g，陈皮、炙甘草各5g，茯苓30g，枳实4g，黄连2g，炒栀子6g。

神经性头痛

神经性头痛又称血管神经性头痛，其头痛阵发偏于两侧或单侧或痛在颠顶，令病人烦躁易怒，怒则加重，常伴有眩晕失眠。本病属中医偏头痛范畴，由于情志不舒、怒气伤肝，肝火上扰，或肝阴不足、肝阳上亢、清窍被扰，可致头痛眩晕。石斛味甘性寒，养阴而清热，配伍白蒺藜、钩藤、白芷，有较好疗效。

石芎止痛汤

【功效】补肾通络解痉。

【主治】顽固性头痛。

【组成】石斛20g，白蒺藜、僵蚕、川芎各10g。

石斛苍耳散

【功效】清热养阴，祛风止痛。

【主治】偏正头痛。

【组成】石斛、苍耳子、石膏、槟榔、玉竹、麦冬各 9g。

阿尔茨海默病

脑萎缩、痴呆，是痴呆症演变过程中的两个阶段，其主要表现为记忆力减退、思维紊乱，自己熟悉的东西不知道放在何处，做事丢三落四，计算能力下降，有定向障碍，偶尔在熟悉的环境中迷路等，如不及时治疗，病情逐渐加重，表现为呆傻。这些症状发生在老年人则称阿尔茨海默病（老年痴呆症），主要表现为记忆力减退、神情呆滞、反应迟钝、行走不稳、手足震颤等。本病属中医健忘、虚劳、郁证、呆病等范畴。中医认为，肾主骨生髓，脑为髓之海，故治疗多从补益肝肾入手，兼以化痰通窍或养气血。若发病时见面色红润或潮红、口干多饮、便秘、小便黄赤、舌红少津等肝肾阴虚表现时，可选用石斛，其味甘性寒，养阴补肾，配伍龟板（或鳖甲）、山茱萸、石菖蒲等有一定功效。

石斛菖蒲汤

【功效】养阴益精醒脑，对老年痴呆症嗜睡、精神委靡者有佳效。

【组成】石斛 10g，石菖蒲 6g。

肺结核

肺结核是一种因肺部感染结核杆菌而引起的慢性传染病，以咳嗽、咯血、潮热、盗汗、胸痛、消瘦、疲劳等表现为特征，中医称为肺痨，其特点是阴虚火旺，尤以肺肾阴虚为主。石斛具有养阴清热、润肺补肾的作用，可单味煎服或泡茶代饮，若配伍百合、百部、麦冬则疗效更佳。

解蒸汤

【功效】养阴清热除蒸，用于肺结核潮热者。

【组成】石斛、地骨皮各 10g，生地 15g。

百石汤

【功效】养阴润肺。

【组成】石斛、生百部各 10g。

慢性十二指肠炎

慢性十二指肠炎系消化系统疾病，一般需做胃镜检查方能确诊，主要症状为胃脘部不适或有饱胀感、嗳气等，部分病人有消化不良症状，中医多从养胃健脾入手治疗。

健胃汤

【功效】益气健脾。

【主治】气阴两虚慢性十二指肠炎。

【组成】石斛 10g，太子参、怀山药各 20g，甘草 5g。

慢性泄泻

慢性泄泻，西医多诊断为慢性肠炎或结肠炎，或消化不良，主要症状为大便次数增多、大便溏薄或夹有不消化食物，持续时间较长，同时伴有面色萎黄、头晕目眩、四肢疲怠、精神不振、食欲减退等症。从中医角度多以脾虚论治，以健脾止泻为主，若久泻伤阴，损及胃阴，应适当养阴和胃；若久泻而出现肾阳不足者，则应补阳固涩止泻。

本病应以"三分治疗，七分保养"为康复要旨，注意饮食调节，少吃冷冻、生硬的食物，腹部要保暖，特别是肚脐不要暴露在外。

山药莲肉汤

【功效】滋阴固涩，益气健脾。

【主治】脾阴虚型慢性泄泻。

【组成】山药 30g，石斛、太子参各 12g，白扁豆、莲子肉各 100g，白糖适量。

石斛芡白汤

【功效】健脾厚肠止泻。

【组成】石斛、炒扁豆、炒芡实各 15g。

呃逆

呃逆俗称打嗝，可因吃饭过快或张嘴时空气突然吸入所致，属一过性病症。平常发生时可按压内关穴或用手掐紧中指尖，同时分散注意力，即可自止，若属因病引起或持续不断者则应给予治疗。中医学认为，本病之因为胃气上逆，有虚实之分和寒热之别，但治则均为和胃降逆，再予以辨证施治，如为阴不足所致者，应选用石斛养胃阴配伍丁香、柿蒂等。

止呃汤

【功效】降逆和胃，用于老年人病后呃逆不止。

【组成】石斛、柿蒂、公丁香各 10g。

风湿性关节炎

风湿性关节炎是一种发生在膝、踝、肩、髋、肘、腕等关节的病变，其发病的主要原因与感染 A 型溶血性链球菌有关，是一种变态反应性疾病。临床常见咽喉炎、扁桃体炎反复发作，久治不愈，或长期居住于阴暗潮湿之地，或局部外伤，治疗不彻底，均可引起风湿性关节炎。中医学认为正气虚弱，风寒湿

邪侵袭，气血运行不畅，经络阻滞，可导致本病，该病在筋骨
迁延日久，可累及肝肾，导致肝肾虚亏，出现腰脊酸痛、口干
舌红等肝肾阴虚、燥热的症状。

石斛治疗风湿性关节炎有较好的功效，尤其在病久损及肝
肾，出现肝肾阴虚、燥热的症状时，为常用之品。在《神农本
草经》中就有石斛除痹的记载。

加味四神煎

【功效】益精、强阴、止痛退热。

【主治】气血虚、寒湿凝注关节经络者。

【组成】黄芪125g，远志肉、牛膝各60g，石斛90g，金银
花15g。

石斛止痛汤

【功效】祛风止痛。

【主治】风湿性关节炎局部疼痛者。

【组成】石斛、独活、炒赤芍各10g，甘草5g。

类风湿关节炎

类风湿关节炎是一个以累及周围关节为主的多系统性炎症
的自身免疫性疾病，临床表现为反复发作的关节疼痛和肿胀，
大多从掌指关节及近侧指关节开始，然后侵犯大关节，病变可
累及心、肺、血管等器官和组织。发病原因主要为气血衰弱，
肝肾亏损，机体抗病能力下降，反复感受风寒，正邪相搏，筋
脉痹阻。类风湿关节炎属中医学痹证范畴，表现为肌肉、筋骨、
关节酸痛和麻木，重者关节屈伸不利，或关节肿胀、灼热，症
状较轻者，如治疗及时得法效果较好；症状较严重者，病情缠
绵难愈，后期往往正气虚衰，筋伤骨损，甚至造成关节畸形。

独显神效丸

【功效】清热解毒，消炎利湿，活血祛风，解痉止痛。

【组成】当归，石斛，细辛，羌活，全蝎，天麻，草乌，川芎，雄黄，麻黄，苍术，何首乌，甘草，黄羊角，上好蜂蜜。

四藤汤

【功效】活血通络，养阴祛风。

【组成】石斛、老鹳草、黄芪各20g，钩藤、青风藤、银花藤、鸡血藤各30g，生地、川芎各15g，赤芍、香附各12g，制乳香、制没药、甘草各6g。

石仙祛风汤

【功效】清热解毒祛风。

【主治】阴虚内热型活动性风湿性关节炎。

【组成】石斛、丹皮、青蒿、威灵仙、独活各15g。

膝关节结核

膝关节结核多发于儿童，一般因结核杆菌经肺部淋巴结等原发病灶经血液循环至关节引起，病变常发生在负重大、活动多、肌肉少的部位，患病关节会感觉疼痛，活动时加剧，使关节活动受限，水肿显著，形成鹤膝，故又称鹤膝风，患病时可伴有不同程度的体重减轻、食欲不振、容易疲劳、低热、盗汗和贫血等症。本病患者应重视全身治疗、补充营养和适当休息，局部患肢应固定、制动，防止变形，必要时手术治疗。由于中医治疗低热、盗汗等症状有较好疗效，因此临床运用中医疗法较多。

四神煎（《验方新编》 清·鲍相璈）

【功效】祛风通络，除痹止痛。

【主治】膝关节结核。

【组成】石斛 120g，生黄芪 240g，川牛膝、远志肉各 90g，金银花 30g。

血小板减少性紫癜

血小板减少性紫癜有急性和慢性之分，急性者多见于小儿，大多发病较急，突然发生反复出血症状，偶有患麻疹、水痘等急性传染病后发病者；慢性者起病缓慢，多见于皮肤及黏膜有出血点、瘀斑或皮下出血，俗称"乌青块"，伴有鼻出血及牙龈出血，严重者伴有贫血或低热。血小板减少性紫癜属中医紫斑、鼻衄等范畴，临床辨证时有血热妄行、气不摄血、阴虚火旺等不同证型，阴虚火旺型除上述症状外还伴有头昏目糊、腰脊酸软、手足心热、口干、舌红少苔等。石斛能养阴清热，配伍生地、炒丹皮、地骨皮、仙鹤草等，对养阴清热止血有效。

紫癜方

【功效】益气养阴，清热解毒。

【组成】石斛、生地、熟地、白芍、女贞子、枸杞子、旱莲草各 15g，仙鹤草、芦根、白茅根、板蓝根各 30g，人中白、紫草、连翘各 10g，生甘草 6g。

第二节 外科病症

疮疖

疮疖是一种皮肤急性化脓性疾病，随处可生，特征表现为色红，灼痛，疼痛，突起根浅，肿势局限，范围多在 3cm 左右，出脓即愈。因热邪易于伤津耗液，中医治疗多以清热解毒为主。石斛味甘性寒，清热养阴，配伍紫花地丁、金银花、蒲公英、生地等可收到较好的疗效。

清热解毒汤

【功效】清热解毒，适用于上肢疮疡之热证。

【组成】石斛 10g，生地、紫花地丁、金银花各 5g。

颈痈

颈痈生于颈的两旁，多见于小儿，主要由外感风湿，毒邪壅滞所致，初起病人往往寒热交作，头痛项强，苔腻，脉细数，患处形如鸡蛋，色白微红，漫肿坚硬，疼痛。若治疗及时可使热退肿消，若发热 4~5 日不退，皮色渐红，肿痛加剧，则已出现化脓，成脓后行切开排脓则肿退热减，也会收口而愈。本病治疗要及时，不能拖延，否则会酿成其他病变，若结合西药抗感染，则收效更好。颈痈病人在初起发高热时忌食高糖、鱼腥等食物，以免加剧病情，病情后期包括脓肿溃破后，多因热灼伤阴，选用石斛等养阴和胃能收到较好效果，促其早日治愈。

石斛牛蒡汤（《疡科心得集》卷上　清·高锦庭）

【功效】清热化痰散结。

【主治】风热痰凝型急性颈痈。

【组成】石斛、牛蒡子、荆芥、连翘、栀子、丹皮、玄参、夏枯草各 6g，薄荷 3g。

大疱性皮肤病

该病的特点是皮肤上遍发水疱，疱壁薄而透明，易破裂。临床上有两种类型：一种多发于夏秋之间，能相互传染，以儿童为多见，在皮肤上突发浅表性水疱，初生一二个水疱，迅速蔓延至其他部位，但以颜面、手部最为好发，水疱容易破裂，会很快干燥结痂而愈；另一种则四季均可发生，不传染，病程缓慢，发病年龄多在 50～70 岁，女性多于男性，皮肤上可成批出现水疱，破后出水不止，并伴有长期发热、胸闷、纳呆等全身症状，数日后往往引起骨蒸潮热、不思饮食、舌红光绛、脉细数等阴伤胃败现象。治疗上宜用养阴益胃、清热解毒之剂，并应经常保持皮肤干燥，衣服应勤换勤洗勤晒，同时应注意局部皮肤保护，禁用手搔抓，以免破损导致感染。

石斛三参汤

【功效】养阴清热解毒。

【组成】石斛、金银花、蒲公英、土茯苓各 20g，黄芪、党参、沙参、麦冬、玄参、知母、地骨皮各 10g，甘草 5g。

银屑病

银屑病是一种慢性炎症性皮肤病，表现为红斑脱屑，病程迁延，反复发作。一般认为与遗传有关，亦可能与感染、情绪紧张、精神创伤、外伤或手术、环境潮湿、饮食等因素有关，临床上可分为寻常型、关节型、脓疱型、红皮病型 4 种。目前尚无特效药，一般西医治疗仅有近期效果，不能防止复发，长期服用中药有一定疗效。本病康复护理很重要，应耐心坚持治疗，保持精神愉快，发病期间不可外用刺激性强的药物，要勤剪指甲，避免搔抓。口服抗代谢药时应定期检查血常规及肝肾功能，保持皮肤清洁，勤换衣服，避免饮酒，避免食用可使病情加重的食物。

本病属中医学白疕范畴，因肌热毒风，风邪侵入毛孔，郁久燥血，肌肤失养，化成燥证所致，治疗以祛风润燥为主，可选用石斛以养阴生津润燥。

石斛去屑汤

【功效】清热凉血，滋阴止痒。

【组成】石斛、白鲜皮各 10g，生地、土茯苓各 15g。

解毒祛风汤

【功效】养阴清热，寻常型银屑病。

【组成】石斛、熟地、赤芍、白芍、天花粉、金银花、丹参、板蓝根各 15g，生石膏、生地、玄参、白鲜皮、乌梢蛇各 30g，丹皮、连翘、黄芩、当归各 9g，生栀子 6g。

闭塞性脉管炎

该病属中医学脱疽范畴，好发于四肢末端，下肢较上肢更多见，初起患趾（指）怕冷、麻木、步履不便，继则疼痛剧烈，日久局部呈紫黑色，腐烂不愈，可使趾（指）部骨脱落，男性发病多于女性。过食膏粱厚味、辛辣炙煿，以致肠胃功能失调，火毒内生；或烦劳过度，以致邪火灼阴，水亏不能制火；或感受寒湿，寒凝络痹，郁久化热有关，均可导致火毒蕴结，经脉阻塞，气血凝滞而发生本病。中医治疗当以滋阴降火、和营解毒为主，故石斛以及石斛制品治疗本病有较好疗效。

消栓通脉丸

【功效】养血活血通络。

【组成】石斛、党参、黄芪、金银花、当归、怀牛膝、白术、熟地、陈皮、茯苓、白芍、阿胶珠、黄精、甘草。

活血通络汤

【功效】清热解毒，活血通络，可治疗热毒型血栓闭塞性脉管炎。

【组成】石斛、金银花、蒲公英、野菊花、鸡血藤、赤芍、玄参、牛膝、天葵子、黄芩、当归各 9g，紫花地丁 15g。

脉炎宁

【功效】滋阴清热，活血通脉。

【组成】石斛 15g，金银花、当归、玄参、甘草各 12g，乳香、没药各 6g，牛膝、鸡血藤各 25g。

睾丸炎

睾丸炎是流行性腮腺炎最常见的并发症，多见于青春期，往往在发生腮腺炎 3～4 天后出现，阴囊呈红斑与水肿，睾丸疼痛并向腹股沟放射，伴有高热，可出现虚脱，双侧睾丸炎者可导致不育症。治疗上，高热期在应用抗生素治疗的同时必须加用中药清热解毒、消肿止痛，症状缓解后采用清热利湿养阴治疗，以实现早期康复的目的。

萆薢石斛饮

【功效】清热利湿养阴。

【组成】石斛、萆薢、茯苓、泽泻、车前子各 6g。

第三节　儿科病症

小儿厌食

小儿厌食是家长较为关心的常见儿科疾病。造成厌食的原因，除小儿脾胃功能比较虚弱外，大多为喂养不当，特别是过多食用高糖、高脂肪、高蛋白食物，日久损伤脾胃，积久不消，郁而化热。临床可出现晨起有口臭味，或口苦、口干、舌红、苔少，或无苔、剥苔、地图舌等症，在中医属胃中虚热伤阴的表现。石斛具有养胃生津清热的功效，同时配伍炒白术、鸡内金、炒谷麦芽等，效果更佳。如因病后体虚出现一时的食欲不振，应听从医生指导，待脾胃功能正常后再慢慢调养。

石斛清胃饮（《张氏医通》 清·张璐）

【功效】养脾生津和胃，消食化滞。

【组成】石斛、山楂各 10g，陈皮、红枣各 6g，白扁豆 15g，甘草 3g。

益胃煎

【功效】养阴清热和胃。

【组成】石斛、黄精、炒谷芽各 10g。

石斛健脾汤

【功效】养阴健脾。

【组成】石斛、天花粉各 15g，北沙参、生麦芽各 10g，炙甘草 5g。

小儿消化不良

"若要小儿保平安，常带三分饥和寒"。这是古人从实践中总结出来的护理小儿的宝贵经验，意思是不可过食伤胃，衣着应根据气候变化相应调整。

小儿的生理特点是脏腑娇嫩，形气未充，由于小儿脾胃功能还不完善，在饮食上又不加节制，或因家长对孩子过分宠爱，不注意合理调配饮食，片面地认为多吃高脂肪、高蛋白或糖类等食物，或滥服补品有助于孩子生长发育，这样就极易损伤小儿脾胃功能，形成消化不良等病症，影响消化吸收和生长发育，出现形体消瘦、虚弱疲倦、面色萎黄、头发枯燥等现象。本病宜采用中医疗法为主，有食物积滞者，可采用炒麦芽、炒谷芽、鸡内金等消食导滞，出现虚证时，阴虚当养阴和胃，气虚则以益气健脾为主。

养胃健脾汤

【功效】健脾养胃。

【主治】适用于胃虚阴亏型小儿消化不良。

【组成】川石斛、珠儿参、北沙参、谷芽、怀山药、扁豆、麦冬、天花粉各 6g，佛手 3g。

石斛三仙汤

【功效】消食养胃。

【组成】石斛、焦山楂、神曲、焦谷芽、焦麦芽各 10g。

小儿秋季腹泻

小儿秋季腹泻是指进入中晚秋季节，因气候转凉，小儿体弱不耐寒，加上喂养不当而出现大便次数增多，如治疗不及时，可导致泄泻日久，耗伤阴液，出现目眶下陷、囟门低凹、皮肤干燥、精神倦怠、口渴频饮等阴虚津亏的表现。治疗可用石斛养阴生津，配伍白扁豆、炒芡实、煨诃子、怀山药等，如属重症，应配合输液以防脱水。

石莲汤

【功效】养阴生津。

【主治】气阴两虚型小儿秋季腹泻。

【组成】石斛、怀山药、芡实、莲子、太子参、鸡内金、芦根、沙参、麦冬各 6g。

小儿紫癜性肾炎

小儿紫癜性肾炎为过敏性紫癜性体质有肾炎者，多见于 2 岁以上（尤其是 5 岁以上）儿童，发病多较急，常先有全身不适、头晕、腹痛、发热，后出现血斑、皮肤紫癜，多见于四肢伸侧、关节周围，下肢及臀部尤其多见，多两侧对称。本病初起为淡血疹，渐变为深红色，压迫不退色，略高出皮肤，同时伴有急性肾炎症状，如水肿、血尿及高血压等。本病以中医治疗效果较好，多因阴虚火旺，血不循经，外溢皮肤和内渗肾脏所致，但急性危重时可同时采用西药如激素等治疗以迅速控制病情。本病治愈后尚需注意冷暖调摄，避免接触过敏源和上呼吸道感染，加强锻炼以增强体质。

凉血滋肾饮

【功效】祛风凉血滋肾。

【组成】石斛、旱莲草各 6g，紫草 10g，鲜茅根 30g。

第四节　五官科病症

白内障

白内障系慢性眼病，多见于老年人。发病初期有视物微昏，眼前常见黑花缭乱，或如蝇飞蚊舞，或如隔轻烟薄雾。中医学称白内障为圆翳内障，发病原因为肝肾两亏，或脾胃虚衰，精气不能上荣于目。石斛有补益肝肾、滋养脾胃之功，治疗本病有显著功效。早在元代《原机启微》一书就记载用石斛夜光丸治疗圆翳内障，一直沿用至今已达数百年之久，为后世医家推崇并不断扩大其应用范围，还可运用于肝肾两亏导致的疾病，也有良好的疗效。

消翳丸（《杨氏家藏方》卷十九　宋·杨倓）

【功效】滋补肝肾，益精明目，清热平肝，养血退翳。

【组成】石斛、女贞子、旱莲草、生地、枸杞子、谷精草、密蒙花、菊花、白蒺藜、石决明、决明子、白芍。

夜盲症

夜盲症古称雀目，俗名鸡盲，以在夜间或光线昏暗的环境下视物不清或完全看不见东西为特征，该症多因久病虚损、气血不足，或脾胃虚弱、运化失司，导致肝虚血损、精气不能上承，或元阳不足、命门火衰，或肾阴耗损、目失所养而成。石斛可养肝补肾阴，故为常用品。

石斛散（《太平圣惠方》卷十四　宋·张锐）

【功效】补肾明目。

【组成】石斛、淫羊藿各30g，苍术15g。

倒睫

倒睫又称睫毛倒入，以眼睫毛倒刺眼球为特征，是一种继发性眼病，一般可经眼科手术治疗。古医籍中有记载用石斛治疗本病。

斛芎散

【功效】养阴清热，活血行气。

【组成】石斛、川芎各等分。

视乳头炎

视乳头炎即视神经乳头炎，其一般症状为早期有视力减退，头痛，眼球转动时疼痛，眼科检查可见视乳头充血、境界模糊、轻度水肿，一般不超过2～3屈光度，局部静脉扩张，动脉变细，有出血及渗出。西医治疗一般为肌内注射大剂量维生素 B_1 和 B_{12}，口服或注射血管扩张剂，中医则多用疏肝清热、养阴明目之药物治疗。

疏肝解郁益阴汤加减

【功效】疏肝清热，养阴明目。

【组成】石斛、当归、白芍、白术各 10g，生地、茯苓、女贞子、旱莲草、丹参各 15g，枸杞子、桑葚各 20g，柴胡 5g。

黄斑出血

黄斑出血可突然发生，发生前有眼部病变或与眼有关的全身疾病，中心性渗出脉络视网膜炎多见于青壮年，可有结核病史。老年性黄斑出血病人可有视力逐渐下降史，患高度近视、糖尿病、高血压性视网膜病变的人也可发生本病。黄斑出血属中医学血灌瞳神范畴，主要特征为视力突然减退，轻者如隔云雾视物，重者仅辨明暗，或眼前时见红光满目，甚至是一片乌黑。治疗多以平肝泄热、凉血活血或养阴清热等方法为主。石斛配伍生地、旱莲草等具有养阴清热止血功效的药物，对本病出现腰酸、手足心热、脉细数等阴虚内热者有效。

滋水清热明目汤

【功效】滋养肝肾。

【主治】肝肾阴虚型黄斑出血。

【组成】石斛、桑葚、女贞子、枸杞子、生地、熟地、制首乌、旱莲草各 15g。

单纯疱疹性角膜炎

单纯疱疹性角膜炎是受疱疹病毒感染所致，起病前往往有感冒或发热病史，该病初起角膜上皮可见小点状混浊，形成多个小水疱，角膜知觉减退，一般滴用抗病毒眼药水和服用中药可以治愈。若疗效不佳则有发生穿孔危险或遗留角膜白斑，影响视力时应及时到医院诊治。

石斛金蝉汤

【功效】益气养阴退翳。

【主治】气阴两虚型单纯疱疹性角膜炎。

【组成】石斛、金银花、蝉蜕、木贼各 10g。

失明

失明即视力丧失，可由青光眼或其他眼病引起，但也有原无眼疾，因患大病、暴病，耗阴伤血，目失所养，导致失明者，治疗以补益肝肾、养阴生津为主。

二石养肝明目汤

【功效】补益肝肾，养阴生津。

【主治】乙型脑炎引起的失明。

【组成】石斛、白芍、黄芪各 12g，生地 30g，龟板、密蒙花各 15g，麦冬、玄参、石决明、女贞子各 10g。

儿童弱视

眼球无器质性病变，但矫正视力达不到 4.0 以上者，称为弱视。其常见原因有斜视、屈光不正、屈光参差、长期缺乏对视觉的刺激（如先天性白内障、上睑下垂等），以及先天性弱视（如眼球震颤、全色盲）等。中医学认为肝开窍于目，本病的发生与肝肾虚亏有关，治疗多滋阴补肝肾以明目。石斛配伍枸杞子，常服能提高视力，如有大便溏薄，可再加怀山药、炒扁豆。

益视冲剂（《柏仲英眼科医案》 浙江省名老中医·柏仲英）

【功效】养肝明目。

【组成】石斛、枸杞子、沙菀、蒺藜、茯苓等组成。

小儿眨眼症

小儿眨眼病，医学上无此病名，古医籍中也无记载，而临床上确能见到个别小儿上下眼皮不时眨动，时间短暂而迅速。中医学认为肝开窍于目，上下眼皮眨动，属"动主风也"，故采用平肝祛风治疗。

清肝降火汤

【功效】清热平肝祛风。

【组成】石斛、桑叶、杭菊花、木贼、夏枯草、刺蒺藜、谷精草各 10g，黄芩、蝉蜕各 9g，柴胡 6g。

鼻衄

鼻衄即鼻出血，中医学认为阳络伤则血外溢，血外溢则出血，故治疗以凉血清热止血为主。本病多与鼻塞、鼻干、鼻痛、流鼻涕相关，所以早期治疗相关的病症十分必要。另外，妇女经期鼻衄属倒经范畴，应按妇科辨证论治，因外伤或鼻腔内器质性病变而致鼻衄者，应就诊五官科及时进行诊治。

经常有鼻衄者，应少吸烟、少喝酒、忌辛辣之品，少用手指挖鼻孔，注意自我保养。

石斛羚角汤

【功效】养阴清热止血。

【主治】阴虚内热、肝阳上亢之顽固性鼻血。

【组成】石斛、藕节炭、白茅根各 15g，羚羊角 1g。

清热凉血汤

【功效】清泻肺胃之火，养阴凉血润燥。

【组成】生地 20g，石斛 12g，鲜茅根 30g。

口腔溃疡

口腔溃疡指口腔黏膜或唇、舌有溃疡面，有的附有黄绿色黏膜，擦去此膜后可见充血、水肿，或口腔有恶臭，甚至有颌下淋巴结肿大和压痛。本病主要因过食油煎、甜味食品，或熬夜等引发，故应生活有规律，不偏食。一旦发生要及早治疗，能获得较好效果。中医称本病为口糜，通常由湿热蕴于心经，上及口腔而致，治疗以清热、渗湿、解毒为主，一般单味石斛即有一定疗效，配伍炒丹皮、麝香，效果更佳。

甘露饮子（《症因脉治》 明·秦景明）

【功效】清热养阴化湿。

【组成】石斛、藿香、黄芩、生地、熟地、麦冬、天冬、枇杷叶、枳壳各 6～10g，甘草 1.5～3g。

清火安胃汤（《辨证录》卷六　清·陈士铎）

【功效】清火养胃。

【组成】石斛、生地、丹参、竹叶、枣仁各 10g，麦冬 30g。

养阴清热汤

【功效】养阴清热化湿。

【组成】石斛、焦栀子、藿香、炒丹皮各 10g，生地 15g，甘草 5g。

慢性唇炎

中医称慢性唇炎为唇疮，一般认为由脾经郁热所致，表现为口唇生细粒小疮，时流黄水，或痒或痛，有的唇部肿胀疼痛，治疗以清胃泻火、凉血解毒为主。

清胃泻火汤

【功效】养阴清热。

【组成】石斛 10g，生石膏 15g，甘草、川黄连各 3g。

剥苔

剥苔又称舌剥，根据舌苔之剥落程度，有花剥、光剥之分。如有的舌左边或右边剥落，或舌苔剥如虫蚀状，或满舌剥如地图（俗称地图舌）。尽管剥苔形态不一，但其原因多为阴虚，故中医治疗以养阴清热为主。

桑石汤

【功效】养阴清热，利湿健脾。

【组成】石斛、桑叶、茯苓、薏苡仁、炒谷芽各 10g，生甘草 3g。

健脾糖浆

【功效】健脾养胃。

【组成】石斛、党参、白术、茯苓、甘草、芦根、麦芽、谷芽等。

慢性咽喉炎

慢性咽喉炎多由急性咽喉炎反复发作，迁延不愈或心情不畅，肝郁气滞痰凝，咽部痰气互结，或烟酒过度，过食辛热食物、药物引起。主要表现为咽部有异物感，吞之不下，吐之不出，咽发痒、干燥，并伴有轻微疼痛，有时还会有恶心症状。本病属中医学咽干、咽燥及梅核气范畴，并认为其发病机制多由肺肾阴亏，虚火上炎，或烟酒过度，过食燥热食物、药物，灼伤津液，内生痰火引起。石斛可养阴清热生津，配伍连翘、麦冬、厚朴、制半夏等，对降气化痰有效。

咽喉茶

【功效】养阴清热，生津利咽，止咳化痰。

【组成】石斛、甘草、陈皮、青果、麦冬、诃子、木蝴蝶各3g，金银花5g，胖大海1枚。

咽炎灵冲剂

【功效】清热利咽。

【组成】生石斛、射干、马勃、山豆根、玄参、桔梗、朱砂根、蝉蜕、麦冬、甘草、冰片、土牛膝等。

咽炎丸

【功效】养阴血，安心神，化痰利咽。

【组成】石斛、五味子、酸枣仁、诃子、桔梗、甘草、薄荷等药。

参斛利咽剂

【功效】养阴生津利咽。

【组成】玄参、石斛、天花粉、蚤休各10g。

咽炎合剂

【功效】养阴清热，利咽止痒。

【组成】石斛、生地、熟地、赤芍、玄参各10g，黄芪、木蝴蝶、桔梗、板蓝根、山豆根各7g，麦冬14g，橄榄3g。

咽喉干燥综合征

咽喉干燥综合征系指单纯性自觉咽喉干燥或伴咽痒者，属中医学嗌干、咽喉干燥等范畴。本病虽有虚实之分，但均由津液不足引起，故养阴生津润喉为主要的治疗方法。本病除治疗外，尚应注意少吸烟，忌熬夜，另外，过食甜食或长期在空调环境中生活对本病痊愈影响较大。

利咽润燥汤

【功效】养阴润燥。

【主治】适用于激光治疗后之咽喉干燥。

【组成】石斛、麦冬、天冬各 10g。

失音

讲话时声音不扬甚至嘶哑不能出声为失音，或称喑、喉喑。中医学认为引起失音的原因有虚实之分，以阴虚者多见，属于虚证者有肺燥、肾虚之不同，此外因高声歌唱、讲话过多而致失音亦属于气阴耗伤引起。治疗时，症见音哑、喉燥或口干，日久不愈，兼有干咳少痰、舌红、脉细数者为阴虚内热，应给予清肺润燥利咽，或滋阴降火（即滋水清金）之法。若失音由声带麻痹、声带息肉、声带癌、咽喉癌等引起，应从治疗原发病入手。

滋水清金汤

【功效】滋水清金，生津利咽，治疗虚证失音。

【组成】鸡蛋黄 2 枚，石斛、阿胶、生地、白芍各 12g，沙参、麦冬、川贝母、桔梗、郁金、丹参各 10g，甘草 6g。

第五节　妇科病症

闭经

女子年龄过 18 周岁仍不见月经来潮或已行经而连续中断 3 个月以上者称为闭经，而妊娠期、哺乳期和绝经期以后的停经不在本病范围。本病的发生可因气血不足，血海空虚，无血可下，或因气滞血瘀、寒湿阻滞，致经隧阻隔，经水不行而引起。月经的产生与调节以肾为根本，若见腰脊酸软、头昏眩晕、面部潮红，或午后潮热、口干，可予补益肝肾，充盈血海。石斛能滋养肝肾，润燥生津，配伍菟丝子、续断、生地（或熟地）、当归、巴戟天等，对肝肾阴虚不足闭经者有较好的疗效。

瓜石汤（《刘奉五妇科经验》 刘奉五）

【功效】养阴活血通经，治疗多囊卵巢综合征。

【组成】瓜蒌 15g，石斛、生地、瞿麦、益母草、牛膝各 12g，玄参、麦冬、车前子各 9g，马尾莲 6g。

润燥调冲汤

【功效】滋阴润燥。

【主治】阴虚胃燥型闭经。

【组成】石斛、玄参、麦冬、生地各 15g，益母草、当归龙荟丸（包煎）各 12g，全瓜蒌 30g，瞿麦 10g。

消迟汤

【功效】治疗精神病药物引起的闭经。

【组成】生地、石斛、麦冬、灵磁石各 30g，生石膏 30~90g，当归、桃仁、红花、牛膝各 15g，酒大黄 10g。

月经不调

月经不调包括的内容较多，有月经周期提早或推迟，有月经来潮提前、推迟无定期，有月经量过多或量过少，有月经来潮超过 7 天以上才能干净者，这些病症虽有寒热虚实的不同，但若因肾阴虚而导致月经不调者，均可选用石斛或配伍相应的调经药物。

养阴活血调经汤

【功效】主治月经后期量少，或来潮时经量少、色暗，行而不畅，舌红，脉细数。肝肾阴虚而有内热者。

【组成】石斛、山茱萸、桑寄生、续断、菟丝子、泽兰各10g，生地、当归、瞿麦、益母草、川牛膝各15g，甘草5g。

妊娠反应

妊娠反应系指怀孕2~3个月期间，出现恶心、口淡、头晕、厌食，甚至食入即吐，中医称之为恶阻。如果在怀孕早期仅有恶心、欲择食、头晕、食管早孕反应（不通顺），不属病态，只要选择清淡、容易消化的食物，少吃甜食，可减轻症状，随着妊娠月份增大，妊娠反应也会随之消失。若频频呕吐，甚至食入即吐，饮食阻隔不下，不但孕妇迅速消瘦，而且会影响胎儿发育，必须及早调治。治疗方法当从和胃止呕入手，由于频频呕吐，病人多出现口干欲饮，胃中有饥饿感而不思饮食或食后呕吐，并可见舌红少苔之胃阴不足的表现。治疗可选用石斛，同时配伍炒竹茹、陈皮、炒白术等养阴生津清热之品。服药期间仍需注意饮食清淡，少食甜食。

益气养阴汤

【功效】益气安胎，养阴和胃，降逆止呕。

【组成】石斛、沙参、麦冬、太子参、白术各10g，砂仁5g。

和胃安中汤

【功效】养阴和胃。

【组成】石斛、炒竹茹、白术、党参各10g，陈皮6g，川黄连3g，吴茱萸5g，苎麻根15g。

产后便秘

产后便秘系指产妇在产后出现大便艰涩困难或数日不解，或排大便时干燥疼痛难以排出，究其原因主要是分娩时出血伤阴，津液亏耗，肠道失于濡润，以致肠燥便艰；也有产后血虚津亏，兼有气虚失运，大肠传送无力而出现便秘。石斛能养阴生津润燥，故可用于产后便秘，可同时配伍火麻仁、郁李仁等，若产妇气阴两亏，可再加炙黄芪或党参以益气。

清燥润肠汤（《医醇賸义》 清·费伯雄）

【功效】清燥润肠。

【组成】石斛 20g，熟地、火麻仁、郁李仁各 12g。

石斛玉竹汤

【功效】养阴润肠通便。

【组成】石斛、玉竹各 10g。

更年期综合征

更年期综合征系指妇女绝经前后（45～55 岁）出现或轻或重或久或暂的一些证候，如月经紊乱、烘热汗出、阵发性潮热面红、手足心热，或头晕耳鸣、失眠、心慌、心动过速、时而烦躁不安、浮肿便溏、皮肤感觉异常等症。本病多见于 40 岁前的早发绝经或 55 岁后的晚发绝经，或双侧卵巢切除，或因放疗等原因破坏卵巢功能者。因本病多见于妇女绝经前后，所以中医称之为绝经前后诸症或经断前后诸症，其病因为：机体阴阳平衡向衰退的老年过渡，随着肾气日衰，天癸（一般泛指月经）将竭，冲任二脉逐渐亏虚，精血日趋不足，肾阴阳失和，进而导致脏腑功能失调。如临床出现烘热汗出，潮热面红，手足心热，头晕耳鸣，记忆力下降，皮肤感觉异常及麻木瘙痒，或下阴干涩及瘙痒，小便黄、大便燥结，或月经先期量少、周期紊乱等肾阴亏虚内热的表现，可选用石斛以养阴清热，配伍山茱萸、龟板等治疗。

补阴更年汤

【功效】滋阴补肾，养心安神。

【组成】何首乌15g，石斛、淫羊藿、菟丝子、百合、酸枣仁各10g。

顺经汤加减

【功效】濡养脏腑，通达气血，调和偏盛。

【组成】生地、石斛各30g，当归、炒白芍、沙参、龙齿各15g，丹皮、郁金、黄芩各10g，百合20g，五味子6g。

女子不孕

引起女子不孕的原因十分复杂，中医学将其概括为肾虚、肝郁、气血两虚、痰湿、湿热、气滞、血瘀等；并根据"肾主生殖"的理论，指出凡因肝肾两虚，有月经失调、量少、推迟或闭经者，伴有腰脊酸痛、头晕目眩、耳鸣乏力、眼眶黯黑等，宜给予补肝益精，养血调经。治疗可选用石斛，同时配伍当归、生地（或熟地）、山茱萸、枸杞子补养肾阴，或配伍菟丝子、巴戟天、桑寄生、肉苁蓉补养肾阳。

杞归汤

【功效】补肝肾，调冲任。

【组成】石斛、枸杞子、菟丝子、当归各10g。

第六节　男科病症

男子不育

同房不射精、阳痿、精子不液化、遗精、少精等均可导致男子不育。房劳伤肾，性生活过于频繁是引起上述各症的主要原因之一；此外，过度吸烟饮酒、夫妇双方性生活不协调、精神紧张、情绪不稳定，也可导致男子不育。因此，做到房事有节，保持良好的生活规律，都有利于保证治疗效果。中医治疗此病以肾论治为多。肾藏精，故古有"男以补肾为要"之说。补肾之方法，有补肾阴、补肾阳之不同，腰脊酸软、头昏目眩、耳鸣、口干、小便黄赤等症为肾阴亏虚，当选用石斛养阴补肾填精，同时配伍山茱萸、枸杞子、菟丝子、熟地、韭菜子、怀山药、炒杜仲等。

精子液化煎

【功效】养阴清热利湿。

【主治】肝肾阴虚有内热之精子不液化者。

【组成】川石斛、山茱萸、炒丹皮、炒黄柏、炒知母、泽泻、六一散（包煎）各10g，萆薢、生地、怀山药、茯苓各15g，车前草5g。

少精症

少精症系指男子精子密度每毫升低于2000万。精子密度对生育力影响较大，而精子计数并非恒定不变，同一个体在不同时间和不同环境可出现完全不同的结果，影响因素包括禁欲时间、身体状况、精神因素、疲劳程度、检查技术等，故一般认为必须连续检查 3 次以上才能作出定论。中医治疗多选用补肾填精的方法，肾阴不足可用枸杞子、石斛，或同时服用五子衍宗丸，肾阳不足时当助阳，但单纯助阳不宜，必须适当配伍养阴药以达到阴阳平衡。

增精丸

【功效】补肾填精。

【组成】石斛、雄蚕蛾、鹿角胶、淫羊藿、制附子、菟丝子、怀牛膝、覆盆子、韭菜子、肉苁蓉等。

阳痿

阳痿系指男子有性要求但阴茎不能勃起或勃起不坚，不能进行正常性生活的一种病症。中医学认为是因肾精亏虚、肝气郁结、肝胆湿热等引起阴茎痿软，阳痿是男子性功能障碍常见病之一，中医治疗常配用养阴补肾之品。

蜂斛吴萸汤

【功效】补益肝肾，健脾助阳。

【主治】适用于肝肾虚寒，脾阳虚之阳痿。

【组成】川石斛、丹参、红枣、补骨脂、枸杞子、当归、淫羊藿各 15g，露蜂房、吴茱萸、干姜各 6g，巴戟天 12g。

遗精、小便余沥

遗精系指成年男子不性交而精自遗泄的一种症状，有梦遗与滑精之分，有梦而遗精的名梦遗；无梦而遗精甚至清醒时精液滑出者名滑精。小便余沥系指排尿后仍有小便外滴但无涩痛。中医学认为遗精和小便余沥，均与肾虚不固有关，故治疗方法相似，多以补肾固涩为主。

石斛散（《太平圣惠方》卷十四 宋·太医院）

【功效】补肾益气。

【主治】适用于肾气虚损，小便余沥，梦遗失精。

【组成】石斛 45g，巴戟天、菟丝子各 30g，炒桑螵蛸、炙杜仲各 22.5g。

第七节 肿瘤科病症

胃癌

胃癌系最常见的恶性肿瘤之一，早期可有轻微上腹痛及饱胀感，以后逐渐加重并伴食欲减退、进行性消瘦和贫血等，但也有早期只自觉胃痛而无其他明显症状者。本病早期手术治疗或化疗效果较好，对胃脘灼热、口干、舌红之胃阴虚的表现，可选用石斛、炒白术、半枝莲、厚朴等。

胃安汤

【功效】养阴和胃，理气健脾，清热解毒，适用于胃癌前期病变。

【组成】党参、石斛、徐长卿、莪术、麦芽、谷芽各 15g，白花蛇舌草、藤梨根、蒲公英各 30g，茯苓、白芍、连翘各 12g，白术、制半夏、佛手、枳壳各 10g，桃仁 9g，生甘草、红花、陈皮、甘松各 6g，川黄连 3g，吴茱萸 2g。

三宝功德丹

【功效】清热解毒，消瘀散结，适用于中晚期胃癌。

【组成】金石斛、砂仁、炮山甲、山豆根、露蜂房、马鞭草、地骨皮、核桃树枝各 50g，半枝莲、白花蛇舌草、黄芪、威灵仙、羚羊骨各 100g，广木香、大黄各 60g。

食管癌

食管癌为常见的消化道恶性肿瘤，主要症状是吞咽困难、胸骨后疼痛，起病缓慢，呈进行性加重。本病早期以手术治疗为好，并需配合必要的化疗。术后用中医治疗十分必要，一般多从养阴益气入手。石斛能润燥生津、养阴，可配伍太子参、麦冬、郁金、半枝莲等。

南星参斛汤

【功效】降逆和胃，适用于吞咽困难的晚期食管癌病人。

【组成】党参、石斛、枇杷叶、生麦芽、枳实各 10g，生南星、金银花各 30g，代赭石 15g，青黛、生甘草各 3g。

肺癌

肺癌是最常见的肺部原发性恶性肿瘤，主要表现为刺激性咳嗽、咯血、胸痛、发热、气短等，经相关检查多能早期确诊。本病病机为瘀热伤阴耗气，如出现咳嗽痰少、有时痰中带血、胸痛、午后潮热、舌红等肺阴虚内热的表现，可选用石斛，配伍北沙参、麦冬、猫爪草、鱼腥草等。

扶正软坚汤

【功效】益气养阴，软坚散结。

【组成】半枝莲、石斛、薏苡仁、白花蛇舌草、仙鹤草、海藻各 30g，女贞子、天冬、百合、党参各 20g，守宫 6g，莪术、三棱、猪苓、白僵蚕各 15g。

鼻咽癌

鼻咽癌是发生在鼻咽部黏膜上皮的癌肿，多发于 30 ~ 60岁，以男性多见。鼻咽癌早期多无临床症状，中晚期出现鼻涕带血、鼻塞、偏头痛、颈部肿块，以及耳鸣、听力减退、复视、声音嘶哑等症。本病治疗以放疗为首选，但在放疗过程中或放疗后可出现明显的气虚伤阴表现，如白细胞降低、神倦乏力、面色萎黄或灰黑、口干舌燥、心悸、自汗等，故同时配合中医治疗十分必要。经辨证后，阴虚者需补阴，气虚者需补气，石斛能养阴清热，因此较为常用。

石斛豆根汤

【功效】益阴生津，适用于放疗中或放化疗后的鼻咽癌病人。

【组成】石斛、党参、白术各 25g，玄参、北沙参各 30g，紫草 20g，麦冬、黄芪、女贞子、卷柏、苍耳子、辛夷、菟丝子各 15g，知母 12g，山豆根、白芷、山药、石菖蒲各 10g。

放化疗副作用

癌症一经确诊，除必要的手术治疗外，还需进行化疗，但不论何种癌症，经化疗或放疗后极易导致人体正常细胞被杀伤，使免疫功能减退，以气阴虚的症状为多见。石斛除有养阴生津功效外，还能增强人体的免疫力，当癌症病人有口干、舌红之阴虚内热的表现时，可选用石斛，这已为医家所公认。

参斛润燥汤

【功效】养阴润燥生津，适用于癌症病人放疗后出现阴虚内热症状者。

【组成】沙参 25g，石斛、麦冬、天冬、玉竹各 20g，天花粉 50g。

益胃生津饮

【功效】除湿利咽，养阴清热。

【组成】石斛、当归、北沙参、麦冬各 10g，生地、山药各 15g，丹皮、枣皮、玄参各 12g。

益气养阴汤（《傅青女主科》 清·傅青主）

【功效】益气养阴，适用于鼻咽癌病人放疗后引起的免疫功能低下。

【组成】太子参 30g，石斛 10g，玄参、麦冬、生地、女贞子各 15g，天花粉 20g。

养胃煎

【功效】益气养阴，适用于急性粒细胞性白血病病人的间歇期和化疗后期。

【组成】太子参、石斛、玉竹、佛手各 10g。

养阴和胃汤

【功效】养阴生津和胃，适用于癌症病人化疗初期肺胃阴伤证。

【组成】北沙参、鲜石斛、天冬、麦冬、太子参、生地、玉竹各 9g，白花蛇舌草 15g，玄参 10g，生甘草 5g。

二参石斛汤

【功效】养阴生津，适用于癌症化疗后的病人。

【组成】生晒参 5g，石斛、玄参、天冬、麦冬、百合、天花粉、生地、玉竹、黄精各 15g。

第三章　石斛的保健食疗

一、健身补虚

石斛具有独特的健身补虚功能，明代李时珍的《本草纲目》中记载："石斛除痹下气，补内脏虚劳羸瘦，强阴益精。久服，厚肠胃，补内绝不足。来胃气，长肌肉，益智除惊，轻身延年。"药理学研究发现，石斛中所含的多糖可明显增强 T 细胞免疫功能，起到提高人体免疫力的作用。

老年保健茶

【材料】石斛 20g，粳米、油炸核桃仁各 60g，生核桃仁 50g，牛奶 200ml，白糖适量。

【制法】将石斛和粳米分别洗净，浸泡 2 小时，石斛煎汁浓缩，粳米沥干水后和核桃仁、牛奶混合磨成浆，过滤后与石斛汁混合，备用。煮好适量糖水，把滤液倒进糖水中拌匀煮沸即可。

【功效】健脾益气，补血润燥，排石。

醒脑茶

【材料】石斛、五味子、枸杞子各 10g，麦冬 15g。

【制法】石斛冷水浸泡 2 小时后用小火煎 30 分钟，再将其他药材洗净一并倒入茶杯，冲进沸水，闷泡 5 分钟。

【功效】滋阴润肺，补肾养胃宁心。

石斛茶

【材料】耳环石斛 30g。

【制法】将石斛放进锅中用水煮沸。

【功效】开胃健脾，清热保津。

石斛沙参麦门冬煎

【材料】霍山石斛、麦冬各 9g，北沙参 12g。

【制法】将上述诸药放进锅中加水煎，取 2 次煎汁。

【功效】对身体虚弱、津液不足者有效。

石斛鸡丝

【材料】鸡胸肉 300g，石斛、枸杞子各 20g，莴苣 50g，姜、葱各 10g，料酒 15ml，植物油 30ml，盐、味精各适量。

【制法】将石斛水煮浓汁 50ml；枸杞子洗净，莴苣去皮洗净，切细丝；姜切丝，葱切碎，鸡胸肉切丝。将锅置旺火上烧热，加入植物油，烧至六成热时下入姜、葱爆香，随后加入鸡丝炒至变色，加入其他材料一并炒熟即可。

【功效】补肝肾，美容颜。

石斛液汁

【材料】鲜石斛汁 2.4ml，水磨人参汁 0.9ml，水磨沉香汁、水磨乌药汁各 0.3ml，水磨槟榔汁 0.6ml，麦冬汁、秋白梨汁、鲜马蹄汁、鲜藕汁各 30ml。

【制法】将水磨四味入铫，微煎，取出，合入其他五汁中。

【功效】补元气，平逆气，豁痰浊，滋阴精，生津液。

斛苓参骨汤

【材料】石斛、茯苓、南沙参各 12g，猪脊骨 500g，菠菜 100g，生姜、食盐、味精各适量。

【制法】将猪骨洗净，锤碎，加四大碗水，加生姜，煮沸后撇去浮沫，纳入诸药（布包），煮至汤浓骨离时，去药包，下菠菜、食盐、味精，煮沸。

【功效】补阴清热。适用于骨蒸劳热、消渴体瘦、热病伤津、口干烦渴、病后虚热等。

石斛麦饭石茶

【材料】石斛 10g，麦饭石 15～30g。

【制法】将石斛、麦饭石放入锅中，加水约 4L，先浸泡 15 分钟，中火煮沸后再用小火煮 15～30 分钟。

【功效】扶正祛病健身，健胃、保肝、利尿、增强机体免疫。

虫草石斛蛤蚧汤

【材料】生蛤蚧 1 对，冬虫夏草 30g，霍山石斛 15g，瘦猪肉 120g，陈皮 5g，细盐少许。

【制法】蛤蚧洗净，去头、内脏、爪，砂锅加水煮至沸腾后加入全部原料，小火煲 3 小时。

【功效】养阴生津，滋补肝肾。

石斛山萸猪腱汤

【材料】石斛、怀山药各 12g，山茱萸、枸杞子各 9g，猪腱 1 对，盐 1 茶匙。

【制法】将全部材料洗净后放入锅内，加四大碗水旺火煮沸后，再小火煮 3 小时。

【功效】滋阴明目。对气血皆虚、精神不振者功效显著。

玫瑰石斛保肝茶

【材料】黄芪 15g，红枣 6g，沙参 9g，石斛 12g，佛手 3g，玫瑰花 9 朵。

【制法】将石斛洗净后加冷水 500ml 浸泡 2 小时，煎煮 30 分钟后，再将黄芪、红枣、沙参、佛手加入同煎至 250ml 左右时，加入玫瑰花，15 分钟后即可饮用。

【功效】保肝。

益气生津茶

【材料】参须、麦冬、石斛各 15g，五味子 6g。

【制法】将参须用冷水 500ml 浸泡 2 小时后煎煮 30 分钟，再加麦冬、五味子，煮沸后即可。

【功效】益气生津。

固脑养生茶

【材料】人参 30g，天麻、石斛各 12g。

【制法】人参切片，石斛切小段后加 250ml 冷水浸泡 2 小时，煎 30 ~ 50 分钟。天麻切片，加冷水适量浸泡后放入人参、石斛中煎煮 1 小时即可。

【功效】提高脑部供氧量，增强记忆力，预防老年痴呆。

强身免疫蛋

【材料】太子参、石斛各 10g，黄芪、山楂各 3g、枸杞子 5g、白扁豆 3 ~ 10g，陈皮 1.5g，甘草、防风各 2g，鸡蛋 6 个，葱段、姜片、冰糖、酱油、米酒各适量。

【制法】将鸡蛋煮稍熟，去壳备用，将上述诸药加冷水适量煎 30 分钟以上，加入鸡蛋和其他配料同煮至熟即可。

【功效】养阴益气健脾。适用于脾胃虚弱、气阴两虚者。

山竹石斛生鱼汤

【材料】瘦猪肉 160g，黑鱼 400g，玉竹 40g，山药（干）

20g，石斛 12g，盐 4g。

【制法】生鱼去鱼鳞、鳃，用水冲洗，抹干，同姜下油锅煎至微黄，山药、玉竹和霍山石斛用水洗净，山药、玉竹切片，瘦猪肉用水洗净。加水于瓦煲内，煲至水滚，放入全部材料，候水滚起，用中火煲 3 小时，入细盐调味，即可饮用。

【功效】健脾开胃，生津解渴。对糖尿病有食疗作用，如患上肝硬化病，肝区有轻度的胀痛和不适，日渐消瘦，精神疲乏，食欲不振，齿龈出血，可用此汤佐膳。

怀杞石斛响螺汤

【材料】瘦猪肉 120g，响螺 250g，枸杞子 40g，石斛 12g，怀山药（干）20g，生姜 5g，盐 4g。

【制法】响螺取肉，切去肠脏污秽，用水洗净，将螺肉切成片状，怀山药、枸杞子、石斛、瘦猪肉和生姜分别用水洗净，生姜去皮，切片。加水入瓦煲内，煲至水滚，放入全部材料，用中火煲 3 小时，加入细盐调味，即可饮用。

【功效】滋阴补肾，祛风明目。日常用此汤佐膳可健脾开胃、补肾益精、保护视力，减少白内障的形成，适合各年龄段饮用。肝肾亏虚、身体虚弱、视力早衰、迎风流泪、终日眼泪汪汪、精神疲乏、头昏眼花，可煲此汤佐膳作食疗。

石斛瘦肉汤

【材料】瘦猪肉 100g，石斛 30g，芦根 30g。

【制法】将石斛、芦根去泥沙，瘦猪肉洗净、切块，全部材料一起放入瓦锅内，加清水适量，武火煮沸后文火煮 2 小时，调味即可。

【功效】养胃阴，清胃热，除烦止渴。糖尿病属胃阴虚，虚火上炎者，症见烦渴多饮、多食易饥、口干舌燥、形体消瘦、大便干结、舌红苔白干、脉细数。

石斛怀山炖鳄鱼骨

【材料】石斛 30g，怀山 40g，蜜枣 4 个，鳄鱼骨 500g，瘦猪肉 150g，生姜 3 片。

【制法】各物分别洗净，蜜枣去核，鳄鱼骨置沸水中稍滚片刻再洗净（即"水飞"），与生姜一起下瓦煲，加清水 2500ml，武火煲沸后改文火煲 2 小时，加适量盐调味即可。

【功效】养阴生津，健胃益肺。

花旗参石斛炖乌鸡汤

【材料】乌鸡 1 只，花旗参片 10g，石斛 10g，姜适量。

【制法】洗净乌鸡，斩块，汆水捞起，花旗参片和石斛稍冲洗，将煮沸的清水倒入大炖盅，放入所有材料，加盖隔水炖 2 小时，加盐调味即可。

【功效】清热生津，养阴润肺，健脾益胃，补虚提神。

石斛云苓红参炖瘦猪肉

原料：石斛 25g，云苓 20g，红参 10g，瘦猪肉 400g，生姜 3 片。

【制法】各物分别洗净，药材稍浸泡，瘦猪肉剁碎，与生姜一起放进炖盅内，加冷开水 1250ml 加盖隔水炖 3 小时，进饮时调入适量食盐。

【功效】适宜于气阴两虚，见神疲乏力，虚劳烦热，口干舌燥，失眠多梦等症。

石斛花胶炖瘦肉

【材料】石斛 15g，花胶 40g，瘦猪肉 300g，生姜 3 片。

【制法】石斛洗净，花胶浸泡 1 小时，置沸水中稍滚片刻，切段，瘦猪肉洗净、切块后与生姜一起放进炖盅内，加冷开水 1L，隔水炖 2 小时，调入适量食盐便可。

【功效】滋补养阴，养胃益气。

石斛草决明瘦猪肉炖海螺

【材料】石斛 20g，草决明 14g，蜜枣 3 个，瘦猪肉 150g，海螺肉 250g（干品 80g），生姜 3 片。

【制法】中药漂洗净，蜜枣去核，瘦猪肉洗净；海螺肉洗净、切片（干品先浸透），与生姜一起放入炖盅，加冷开水 1250ml，约炖 3 小时，进食时下盐。

【功效】养肝明目，清燥润肺，滋阴养颜。

石斛凉瓜炖鲜鲍鱼

【材料】鲜鲍鱼 4 个，石斛 20g，凉瓜 500g，瘦猪肉 150g，生姜 3 片。

【制法】请售者处理好鲜鲍鱼，石斛稍漂洗，凉瓜洗净去籽切厚片；瘦猪肉洗净，切块，与生姜一起放进炖盅内，加入冷开水 1500ml（即六碗水），加盖隔水炖 3 小时便可，进饮时加适量食盐。

【功效】滋阴清补，养胃益精。

鲜石斛炖海马

【材料】鲜石斛 30g，海马 6 条，瘦猪肉 150g，生姜 3 片。

【制法】鲜石斛洗净、切段，海马浸泡后用酒洗净，瘦猪肉洗净后切成方块状，与生姜一起放入炖盅，加冷开水 1000ml，加盖隔水炖 3 小时便可，饮时下盐。

【功效】滋阴补肾。

石斛老鸭盅

【材料】石斛 5g，鸭腿 2 只，火腿数片，老姜 1 块，料酒 1 小杯，盐 1/2 茶匙，清水 2 升。

【制法】石斛洗净后用水浸泡 10 分钟，鸭腿过沸水后切块，将焯过水的老鸭块加入盐、生姜块、火腿片、料酒、清水，炖 20 分钟，炖好的鸭汤与泡好的石斛一同装入炖盅，放进蒸箱蒸

1 小时，调味即可。

【功效】益气养阴。

石斛倒扣草炖瘦猪肉汤

【材料】铁皮石斛 25g，倒扣草 30g，瘦猪肉 500g，生姜 3
片。

【制法】石斛稍浸泡，倒扣草反复洗净，瘦猪肉洗净，整块
不切，与生姜一起放进炖盅内，加冷开水 1500ml 盖盖，隔火
炖 3 小时后调入适量盐、油便可。

【功效】滋阴补肾。

清炖石斛螺

【材料】青螺（石螺）1500g，猪脊肉 9g，石斛 6g。

【制法】青螺吐泥、洗净，用沸水烫熟，捞起，汤汁滤清后
留用，挑出螺肉用淡盐水洗净，沥干后装入炖盅。猪脊肉切成
连块，用沸水飞去血秽，螺汁同石斛先用一小锅约煲 20 分钟，
除去药渣，滤清药汁，待用。将药汁倒入炖盅内，再将猪脊肉
放于盅内的螺肉面上，约炖 1 小时后调入盐即可食用。

【功效】滋阴润燥，通利小便，解渴利水。对消渴瘦弱、便
秘、燥咳、酒醉不醒、目赤肿痛等病症均有较好疗效。

石斛参地酒

【材料】石斛 30g，麦冬 24g，生地、玄参各 50g，天花粉
30g，生山药、黄芪各 60g，苍术、葛根各 20g，盐知母、盐黄
柏各 15g，低度白酒 1500ml。

【制法】将以上 11 味中药捣碎，置容器中，加入白酒，
密封，经常摇动，浸泡 5 ~ 7 天后过滤去渣即成。每次取
30 ~ 60ml，按 1∶1 比例加入蜂蜜糖水混匀服用，日服 2 ~ 3
次。

【功效】滋阴清热，生津润燥。适用于燥热伤阴型糖尿病患

者，对于气阴两虚型糖尿病患者亦有一定疗效。

红参石斛竹丝鸡

【材料】红参 3g，石斛 3g，竹丝鸡 150g，姜片适量。

【制法】将竹丝鸡去毛洗净切块，再与洗净的药材放进炖盅内，加清水 300ml，武火隔水炖 2 小时即可。

【功效】适用于气阴两虚之人而见神疲乏力、虚劳烦热、口干舌燥、失眠多梦、崩中带下等症。

二、健脾养胃

中医对脾胃功能十分重视，将脾胃功能作为人体生命过程中的一个根本，称"脾胃为后天之本"，并且认为脾主运化水谷精微，胃主受纳水谷，脾与胃又互为表里。所以，从中医学角度说，胃的消化吸收功能如果受到损伤，人体的各种营养就难以充分保障。一般来说，胃的消化功能不健，则势必对日常摄入的食物或药物的消化吸收带来影响。有些人由于胃功能不好，食欲差，或者虽然能吃，但时常感到胃部饱胀，或有时有饥饿感，想吃但又吃不下，如慢性浅表性胃炎、慢性萎缩性胃炎，或因肝肾其他病变影响到胃的消化功能。对上述这些疾病，中医又有湿热、虚寒、胃阴不足等不同的辨证。而石斛对胃阴不足或阴虚内热者有较好效果，《本草纲目拾遗》谓其能"清胃除热，生津"，《本草衍义》亦载其能"治胃中虚热"，《本草再新》也有"理胃气，清胃火……"之说。现代药理研究认为，石斛对慢性浅表性胃炎、慢性萎缩性胃炎均有明显疗效。

石斛粥

【材料】鲜石斛 30g，粳米 50g，冰糖适量。

【制法】取鲜石斛加水煎半小时以上，去渣取汁，加粳米、冰糖煮至米开粥稠即可。

【功效】滋阴清热，养胃生津。适用于热病伤津，心烦口渴，或病后津亏，虚热不退者。

太子参石斛玉竹汤

【材料】石斛 15g，太子参 20g，玉竹、怀山药各 12g，乌梅 3 枚，红枣 6 枚。

【制法】将上述诸药一同放入锅中，水煎 2 次取汁。

【功效】适用于胃阴不足所致的胃脘疼痛。

石竹枣肚汤

【材料】石斛、玉竹各 10g，牛肚 500g，去核红枣 5 枚，食盐、味精各适量。

【制法】石斛、玉竹用布包，牛肚洗净、切片。先将牛肚加水适量煮沸后，加入药包、红枣，煮至牛肚烂熟后取出药包，加入调料。

【功效】养阴清热，益胃止痛。适用于胃热阴虚，胃脘疼痛，胃内灼热，口苦咽干等症。

石斛花生

【材料】石斛 50g，花生米 500g，食盐 6g，木香、山柰各 3g。

【制法】石斛切段，同木香、山柰用布包好，置锅中，加清水、食盐，待盐溶化后加花生米，旺火煮沸后，转小火煮 60～90 分钟，煮至花生入口成粉即可。

【功效】养阴清热，润肺生津。适用于胃有虚火，口干烦躁，舌红少津者。

参斛茶

【材料】太子参 15g，石斛 10g，五味子 6 粒。

【制法】将上述药物切碎，共研成细末，饮用时加开水冲泡即可。

【功效】益气养阴，清热生津。适用于热病伤津，口干燥渴或胃阴不足，胃脘疼痛，作呕纳少，舌干少苔者。

石斛绿茶煎

【材料】鲜石斛 10g，绿茶 4g。

【制法】将鲜石斛切成小段，放入紫砂茶壶中，加入绿茶，冲入沸水后小火炖 4～5 分钟。

【功效】养阴益气，清热生津。适用于胃阴不足，肾阴亏损所致的烦热、消渴、口臭、牙龈出血或溃烂等症。

石斛竹枣粳米粥

【材料】石斛 12g，玉竹 9g，红枣 5 枚，粳米 60g。

【制法】将石斛、玉竹煎煮 30 分钟后去渣，加入红枣、粳米煮粥。

【功效】对慢性胃炎者有很好疗效。

清趣石斛虾仁

【材料】生晒参、麦冬、石斛各 6g，枸杞子、山药、百合各 9g，河虾仁 250g，盐、姜末、小葱、味精各适量。

【制法】将上述诸药放入锅中，加冷水 500ml，先用旺火烧滚，再用小火煎成 100ml 左右，加入虾仁与药汁同炒，炒熟后加入其他调料。

【功效】养胃润燥健脾，对脾胃阴虚内热者有一定保健养生作用。

健脾止泻粥

【材料】党参 9g，茯苓、芡实各 15g，番木瓜、陈皮各 3g，石斛 6g，生姜 3 片，猪肉丝适量，粳米 1 杯。

【制法】石斛用冷水 500ml 浸泡 2 小时，煎至 250ml 左右，与党参、茯苓、芡实、番木瓜、陈皮、生姜共煎后去渣留汁备用。将肉丝炒熟后，加入粳米和药汁熬成粥即可。

【功效】健脾开胃，补气养血，温中止泻。适用于脾胃阴虚之慢性腹泻者。

石斛滋阴茶

【材料】玉竹、秦艽、枸杞子各3g，麦芽、石斛各5g，冰糖适量。

【制法】将上述诸药加适量水，煎约45分钟，过滤后加入冰糖即可。

【功效】健脾开胃，滋阴通便，强壮筋骨。

益气养阴排骨汤

【材料】猪小排骨200g，黄芪15g，山药20g，玉竹、麦冬、石斛各10g，姜2片，米酒1汤匙。

【制法】排骨用沸水烫过，去除血水，药材用布包好，将排骨与药包一同放入锅中，加适量水、姜、米酒共煮，最后除去药包即可。

【功效】养阴和胃健脾。

石斛沙参养胃汤

【材料】沙参、白芍各20g，麦冬、石斛、山楂各15g，知母、天花粉各12g，鸡内金、丹皮、乌梅、陈皮各10g，生甘草3g。

【制法】将石斛先煎30分钟，再与其他诸药一起煎煮，取2次煎汁。

【功效】养阴和胃，理气清热。

石斛甘蔗饮

【材料】鲜石斛20g，甘蔗汁250ml。

【制法】将洗净、切碎的鲜石斛放入锅内，加入清水适量，先浸渍2小时，再煎煮50分钟，滤取液汁，兑入甘蔗汁，稍沸，当茶频频饮用。

【功效】清热滋阴，养胃生津。适用于邪热伤阴所致的口渴欲饮和大肠液亏所致的大便秘积等。

石斛露

【材料】川石斛 500g。

【制法】将石斛洗净、切碎，加水适量浸渍 2 小时，然后将石斛放入消毒的玻璃蒸馏器中，加适量蒸馏水加热蒸馏，收集蒸馏液至 3000 ~ 5000ml，蒸馏时应注意经常检查蒸锅内的水，防止烧干或损坏器具；冷凝管内的水应保持一定的低温，使石斛露正常流出，每次服用 30ml，1 日 2 次。

【功效】清热生津，滋阴养胃。适用于热病伤津，胃阴亏虚所致的咽干口渴、饮食不香、低热不退、唇舌干燥等。

石斛杞菊汤

【材料】石斛 15g，枸杞子 15g，杭菊花 6g，熟地 10g，山药 10g，山茱萸 10g。

【制法】将以上 6 味略洗，放入砂锅，加清水适量浸泡 2 小时，先用武火煮沸，再用文火煎熬 50 分钟左右，取汤温服。药渣再加清水适量，煮沸后文火煎 40 分钟后取汤温服。每日 1 剂，早晚空腹时各服 1 次。

【功效】滋养肝肾，清利头目。适用于肝肾阴虚所致的头晕眼花、视力减退等。

鲜石斛膏

【材料】鲜石斛 2500g，麦冬 1000g，炼蜜 1000g。

【制法】将石斛、麦冬洗净，切碎，放入锅内，加清水适量，先浸泡 12 小时，再煎煮 3 ~ 5 小时，滤取药汁，药渣加水再煎，反复 3 次，合并滤液，用文火煎熬，浓缩至膏状，以不渗纸为度，兑入蜂蜜，一边搅拌均匀，一边文火稍沸，冷后装入瓷皿或玻璃器皿内。每次 15ml，1 日 2 次，白开水冲服。

【功效】滋阴润肺，生津止渴。适用于肺阴亏虚所致的久咳不止、少痰、口干咽燥、潮热盗汗等。

石斛麦冬茶

【材料】石斛、麦冬、谷芽各 10g。

【制法】沸水浸泡，代茶饮。

【功效】用于阴虚胃热，呕逆少食，咽干口渴，舌光少苔。

桂圆石斛汤

【材料】桂圆 10～15 个或桂圆肉 10g，石斛 10g，白糖少许，胃热苔黄者加新鲜竹茹 6g。

【制法】桂圆剥壳后，将肉同石斛一起放入小钢精锅内，加冷水一小碗，白糖少许，用小火烧沸 15 分钟，离火，加鲜竹茹，需先洗净，再与桂圆肉、石斛同煎。

【功效】桂圆与石斛相配，具有补脾健胃，补心益智，平胃气，除烦热等功能。胃火重者，佐以竹茹，增强桂圆清补心脾的作用，以利胃热型患者长期服用。

桂圆红枣煲石斛

【材料】大红枣 20g，桂圆 20g，石斛 10g，姜片 10g，红糖 12g。

【制法】所有材料和水混合后，中火煮沸，小火再煮 30 分钟即可。

【功效】对慢性浅表性胃炎有良好疗效。

三、健筋壮骨

《名医别录》中记载："长肌肉……脚骨疼冷痹弱。"《日华子本草》更明确指出："治虚损劳弱，壮筋骨。"《本草经解》载："治足力不健，石斛煎水，代茶常服。"以上记载均明确了石斛健筋壮骨的功效。

石斛牛膝酒

【材料】石斛、杜仲、丹参、生地各 60g，牛膝 120g，白酒 1500ml。

【制法】将上述诸药捣碎，置于净坛中，用白酒浸泡，密封，经 7 天后开取。

【功效】活血通络，壮阳强骨。

石斛山药酒

【材料】石斛 120g，山茱萸、山药、熟地各 60g，怀牛膝、白术各 30g，白酒 3000ml。

【制法】将上述诸药捣碎，装入纱布袋中，然后放入干净的器皿中，倒入白酒浸泡，加盖密封，14 天后开启，去掉药袋，过滤后即得。

【功效】补肾、养阴、健脾，主治阴虚体弱而致的腰膝酸软、体倦乏力、食欲不振、头晕目眩等。

石斛杜仲酒

【材料】金石斛、石楠叶、枸杞子、怀牛膝各 10g，木瓜 6g，杜仲 8g。

【制法】将上述诸药加水 600ml，煎至 200ml，服用时冲入热黄酒 3~5ml。

【功效】养阴、补肾，适用于老年人及衰弱者之下肢痿痹、步履无力。

石斛酒

杜仲 120g，石斛 85g，熟地 150g，丹参 90g，肉桂 60g，牛膝 45g，白酒 4000ml。

【制法】将上述诸药捣碎，用白纱布袋盛之，扎口，置于净器中，倒入白酒浸泡 14 日，过滤去渣，装瓶备用。

【功效】补肾，温阳，壮筋骨。

补肾茶

【材料】石斛 12g，熟地、茯苓、益智仁、山茱萸、杜仲、人参、补骨脂各 9g，肉桂 6g。

【制法】将上述诸药除肉桂外，加水 2000ml 浸泡 30 分钟，旺火煮沸后改用小火煮 40 分钟熄火，放入肉桂闷大约 10 分钟，过滤后即可饮用。

【功效】适用于肾阳虚弱、小便不禁、小便频而清长、面色白、倦怠乏力或滑精早泄者。

四、养肝明目

石斛具有滋阴养肝的功能，是治疗各种肝胆病的要药，石斛等养阴药组成的"柔肝抗纤方"对肝脏组织病理改善和肝纤维化的减轻等方面，有较好的柔肝抗纤作用。石斛还可明目，保护晶状体，缓解白内障，用于目暗不明。玻璃体混浊的老年患者长服用石斛可保护视力，延缓和阻止白内障的进展。

石斛兔肝汤

【材料】石斛、杭菊花、决明子各 10g，兔肝 1 具，食盐、味精、猪油适量。

【制法】将兔肝洗净，余药布包，同煎至兔肝熟后，去药包，加入调味料即可。

【功效】养肝，明目。

石斛杞菊汤

【材料】石斛、枸杞子、女贞子各 15g，菊花 10g。

【制法】煎汤饮。

【功效】用于肝肾阴虚，目昏眼花，视力减退。

石斛枸菊明目茶

【材料】石斛、枸杞子各 10g，优质绿茶 3g。

【制法】将上述诸物用沸水闷泡 10 分钟，即可饮用。

【功效】养肝滋肾，疏风明目。

石斛山茱鱼头汤

【材料】石斛、山茱萸各 9g，菟丝子 12g，怀山药 15g，大鱼头 1 个，生姜 3 片，盐少许。

【制法】将上述各药洗净，装进布袋，扎紧袋口，大鱼头去鱼鳃洗净，将药袋、鱼头、姜、盐置于大炖盅中，加水两碗，隔水炖 3 小时。

【功效】滋阴补肾，养阴补虚，益睛明目。

石斛菊花茶

【材料】菊花、金银花、石斛、桑叶各 10g。

【制法】先将石斛煎 30 分钟以上，再加入菊花、金银花和桑叶共煎 30 分钟。

【功效】平肝明目，清热祛风，降压通脉，活血化瘀，可降血脂、血压。

五、养阴利咽

咽干之症一般由津液不足引起，但有虚实之分，咽痛之症不外乎由风、火、痰、虚所致。若咽喉干痛属阴虚内热者，则以石斛为宜，因为石斛有养阴、生津、清热的作用，味甘性微寒，归胃、肾经，具有益胃生津、滋阴清热的功能，用于阴伤津亏、口干烦渴等症。医学研究表明，石斛对于吸烟、饮酒及气候变化等原因造成的咽部局部充血、红肿有显著疗效，可预防职业性慢性咽炎，清咽护嗓。

斛贝鸭梨煎

【材料】石斛 5g，川贝母 10g，鸭梨 1 个，冰糖少许。

【制法】鸭梨去核切片，与石斛、川贝母放入锅中，加适量水同煮，待熟后加入冰糖即可。

【功效】润肺止咳，适用于燥热型咳嗽、慢性咽炎等。

石斛米粥

【材料】鲜铁皮石斛30g，粳米50g，冰糖适量。

【制法】取鲜石斛加水200ml，久煎取汁约100ml（因石斛最耐久煎，方可出效），去渣，将北粳米、冰糖同入砂锅内，再加水400ml左右，煮至米开粥稠停火。每日2次，稍温顿服。

【功效】有养胃生津、滋阴清热的功用，适用于热病津伤，心烦口渴，病后津亏，虚热不退，胃虚隐痛，舌光苔少等症。

生晒参石斛茶

【材料】生晒参5g，石斛30g。

【制法】将生晒参切片，放入较大容器内备用，将石斛切片后放入砂锅中，加适量水，用旺火煮沸后改用小火煨煮30分钟，纱布过滤、去渣，滤液倒入装有生晒参的容器内，加盖闷15分钟即可。

【功效】养阴养胃，生津止渴。

生地石斛粥

【材料】生地15g，石斛30g，粳米50g，冰糖适量。

【制法】将生地、石斛洗净，水煎取汁，加粳米煮成粥，待熟后加冰糖调味。

【功效】清热凉血，养阴生津，润肺止咳。

石斛麦门冬炒丝瓜

【材料】丝瓜1条，嫩姜丝、枸杞子各少许，石斛15g，麦冬9g，植物油、盐、湿淀粉各适量。

【制法】将石斛、枸杞子、麦冬洗净，加两碗水煮至半碗；丝瓜削皮，切长条，起油锅，煸炒姜丝，将丝瓜条倒进锅中略炒，起锅前用湿淀粉勾芡，淋上上述药汁调味即可。

【功效】滋阴降火，清利咽喉。

石斛鱼卷

【材料】青鱼中段 300～500g，香菇 50g，石斛枫斗 15g，竹笋、火腿、生姜各少许，调料适量。

【制法】青鱼切薄片，将香菇、竹笋、火腿及生姜丝切成细丝，用鱼片裹成若干个鱼卷，枫斗用冷水 500ml 浸泡 2 小时以上，煎 1 小时，去渣存汁备用。以枫斗汁代水，将鱼卷蒸熟，加入调味料即可。

【功效】适用于虚火旺，津液亏及声音嘶哑者。

六、清暑益气

中暑是指在烈日下或高温、闷热环境中停留时间过长，人体内热量不能散发，从而导致神经中枢调节紊乱而出现的一种急性病变，中暑者通常感觉头痛、头昏、胸闷、恶心、口渴、烦躁、发热，严重者大量出汗、四肢发凉、面色苍白、心慌气短，进一步发展可出现昏迷、抽搐等。平时体质较差、营养不良者易中暑。当中暑者出现体倦神疲、气短懒言、汗出口渴时，往往提示体内已气伤津耗，此时可以选用石斛生津清暑。

石斛清暑茶

【材料】鲜石斛 15～18g，玉竹 12g，甘蔗汁 200ml。

【制法】将上述诸物加水共煎，水沸 30 分钟后取汤。

【功效】滋阴清热。

清暑益气粥

【材料】生晒参末 1g，麦冬、石斛、知母各 6g，粳米 30g，冰糖适量。

【制法】先将麦冬、石斛、知母用布包，加水煎 30 分钟，去药渣留汁，将生晒参末、粳米加入煮成稀粥，加入冰糖调味即可。

【功效】清暑益气，生津止渴。

石斛洋参野鸭汤

【材料】野鸭、冬瓜（去皮）各 500g，生晒参 25g，石斛 70g，眉豆、荷梗各 90g，生姜、红枣、盐适量。

【制法】生晒参切片，冬瓜、石斛、眉豆、荷梗、生姜、红枣洗净；野鸭剖净，切块。将全部材料放入砂锅中，加入开水，旺火煮沸后用小火煲 2 小时，加盐调味。

【功效】清暑益气，多用于日晒病、夏季低热、肺结核、糖尿病、甲状腺功能亢进、高血压、神经性多饮多尿症等属于暑热伤津耗气者。

清暑乌梅汤

【材料】乌梅、山楂各 15g，甘草、石斛各 9g。

【制法】将上述诸药用冷水 500ml 浸泡后水煎 50 分钟，去药渣后浓缩成 250ml 左右，加开水冲泡即可饮用。

【功效】清暑生津，防暑开胃。

石斛蔗浆饮

【材料】石斛 30g，甘蔗 500g。

【制法】石斛煎水取汁，甘蔗去皮，切碎略捣，绞取汁液，两汁混合，频频饮用。

【功效】用于热伤津液，烦热口渴、舌红少苔等症。

七、养心安神

养心安神是一种治疗阴虚而心神不安的方法，症见心悸易惊，健忘失眠，精神恍惚，多梦遗精，口舌生疮，大便燥结，舌红少苔，脉细数，多因心血亏虚。由于石斛养阴，可濡润脉道、扩张血管，从而能促进血液循环。石斛有明显拮抗由肾上腺素、5-羟色胺引起的收缩肠系膜血管的作用，同异丙肾上腺素一样可以扩张肠系膜动脉血管，缓解血管阻力，使血液循环更加顺畅，以石斛为主要原料的国药"脉络宁注射液"，具有扩张血管、改善微循环、增加血流量及抗凝血、溶血栓等作用。

石斛百合养心饮

【材料】石斛、沙参、麦冬、太子参各 9g，百合 15g，苹果、雪梨各 1 个。

【制法】石斛用冷水 500ml 浸泡 2 小时，水煎 30 分钟，加入其他材料煲汤即可。

【功效】养心安神。

银耳海蜇

【材料】金樱子 20g，石斛、海蜇皮各 15g，银耳 50g，葱 4 根，荸荠 4 个，白糖、酱油、精盐、味精、花生油、麻油各适量。

【制法】将金樱子、石斛煎 2 次取汁，过滤 2 次，合并滤液，银耳用温水涨发，去蒂洗净，放入药汁中煮熟（切忌煮烂），捞起冷却待用。海蜇皮切细丝，用开水过一下，荸荠切薄片，用白糖、酱油和味精拌和。砂锅烧热，加花生油烧至八成熟时下葱末，稍煸后连同热油一起浇入装有海蜇皮和荸荠的大碗内，拌匀后淋上麻油装盘，将银耳加糖和精盐拌匀后放在盘的四周，如盛开的芙蓉。

【功效】理气活血，抗衰老。

八、产后调补

产后气血较虚，腠理不密，卫阳不固，出现歙歙汗出，持续不止，动则益甚者，称产后自汗。阴虚内热，浮阳不敛而睡后汗出湿衣，醒来即止者，称产后盗汗。石斛具有养阴益气，生津敛汗的功效，对产后阴虚有显著疗效。

石斛虫草汤

【材料】冬虫夏草、石斛各 10g，瘦猪肉 200g，生姜 50g，盐 1 茶匙。

【制法】将猪肉切成大块，姜去皮磨茸、留汁，将冬虫夏草、石斛、猪肉一并倒入炖盅内，加盐、姜汁、水 1000ml，小火炖 3.5 小时即可。

【功效】滋补生津，补虚强身，开胃健脾。适合孕妇饮用。

养阴补气鲈鱼汤

【材料】鲈鱼 1 条，黄芪、玉竹、石斛各 9g，鲜山药 50g，红枣 5 枚，姜 3 片，精盐、味精各适量。

【制法】鲈鱼去鳞、鳃及内脏洗净备用，黄芪、山药、玉竹、石斛、红枣洗净，用布包，用冷水浸泡后水煎 30～50 分钟，去布包，用药汁代水煮鲈鱼，放入生姜，煮熟好加入调味料即可。

【功效】有增加乳汁的功效。

番茄排骨汤

【材料】鲜石斛、白术、鸡内金各 6g，竹叶、通草、甘草各 3g，猪小排骨 500g，番茄 2 个，盐、葱段各少许。

【制法】将上述药物一并放入锅内，加冷水 500ml，烧开后用小火熬至 250ml，过滤取汁备用，猪小排骨洗净，切小块，用沸水烫过，去血水，放入适量冷水及上述药汁烧煮，加盐、葱段即可。

【功效】通乳。

九、润肤美容

人到中年后，体内阴液逐渐亏虚，从而加速了皮肤的老化，变干变皱。铁皮石斛具有滋阴润燥的作用，可使人体阴液充足，从而起到润肤养颜、延缓皮肤衰老的作用。

阴阳双补羊肉

【材料】肉桂 4.5g，黄精 15g，当归 9g，石斛 30g，羊肉片 1000g，苦瓜 300g，大白菜、生姜、猪骨、米酒各适量。

【制法】将上述诸药放入药袋中，与猪骨、生姜及米酒共熬煮 1 小时，去药袋及猪骨，放入大白菜及苦瓜，煮软后加入羊肉片，待熟即可。

【功效】补肝肾，滋阴温阳。

十、润燥通便

润燥通便是用具有增液润燥通便作用的方药治疗肠燥津亏证、阴虚肠燥证的方法。石斛是益胃生津药，《神农本草经》、《本草再新》中均有记载，并归为"肠胃药"，是治疗胃脘痛、上腹胀痛的常用药物，还能兴奋肠管，使其收缩幅度增大，促进胃液、肠液分泌，软化大便，达到润肠通便的效果。石斛对胃肠的双向调节作用可用于便秘和长期腹泻的治疗；同时，口服铁皮石斛煎液能够促进胃液的分泌，增强胃的排空能力，帮助消化，用于食少干呕等症，对消化系统有积极的改善作用。

石斛西瓜汁

【材料】石斛 15g，西瓜 1 个。

【制法】石斛用冷水 500ml 浸泡 2 小时以上，煎至 250ml；西瓜榨汁后将两者混合即可。

【功效】清胃养阴，止渴通便。

十一、防治肿瘤

中医将人体对外界致病因素的防御能力和机体生存的物质

基础及其正常活动统称为正气，简称为"正"，将一切致病因素统称为"邪"。肿瘤的形成主要是由于正气虚弱，以致邪毒乘虚而入，滋阴生津、益气健脾、补血益精以及温肾补阳等就是中医根据肿瘤的发病原因而制订的一系列扶正治疗方法。铁皮石斛有明显的免疫促进作用，故可逆转放化疗等所致的免疫抑制，并增强放化疗的疗效。

石竹茶

【材料】石斛 10g，淡竹叶 5g，绿茶适量。

【制法】石斛加水 500ml 旺火煮滚后用小火煎 30 分钟，然后将淡竹叶加入锅中煎 10 分钟，冲入绿茶。

【功效】有清热生津之功，适用于鼻咽癌病人。

石斛银花粥

【材料】石斛、金银花各 10g，粳米一小碗。

【制法】石斛加水 500ml 旺火煮滚后改用小火煎 30～50 分钟，加金银花煎 15 分钟，去渣留汁；汁水与糯米同煮成粥，加入调味料即可。

【功效】适用于阴虚内热的鼻咽癌病人。

金钗螃蟹

【材料】金钗石斛 20g，螃蟹 2 只，姜、葱、料酒各少许。

【制法】将螃蟹用沸水烫死，打开蟹壳洗净，然后将石斛放入螃蟹内，加料酒，把蟹壳盖回蟹上，放入姜、葱，旺火隔水蒸 8 分钟之后即可。

【功效】滋阴润燥，生津止渴。适用于鼻咽癌病人。

冬虫草石斛炖花胶

【材料】冬虫夏草 15g，石斛 10g，瘦猪肉 250g，花胶 150g，鸡爪 100g，葱 10g，老姜 10g，食盐 5g，鸡粉 1g。

【制法】先将瘦肉斩件，冬虫夏草、石斛洗净，花胶泡洗切件，姜片切片，葱切段，用锅烧水至滚后，放入肉、鸡爪、花胶稍煮片刻，倒出洗净，将肉、冬虫夏草、石斛、花胶、鸡脚、葱、老姜放入炖盅，加入清水，放在蒸柜里面炖 2 小时后调入盐、鸡粉后即可食用。

【功效】可用于肺虚久咳、气喘、肺结核、肾结核、肾功能不全、肾虚腰膝酸痛、阳痿遗精、病后体弱、神经衰弱，对化疗、放疗引起的白细胞下降也有防治作用。

第四章 石斛的栽培

第一节 概述

石斛为兰科植物石斛（金钗石斛）、环草石斛（美花石斛）、铁皮石斛（黑节草）、草黄石斛（束花石斛）、细茎石斛（铜皮石斛）、重唇石斛（爪兰石斛）、马鞭石斛（流苏石斛）的新鲜或干燥茎，主要分布于我国云南、广西、广东、贵州、台湾等地。自然生长的石斛多集中分布于海拔 1000 ～ 3400m 的森林中，常附生于树干枝及林下有苔藓的岩石上，在林下平均湿度约 70%、年均气温 12℃ ～ 18℃、降雨量 900 ～ 1500mm 的地区长势良好，其多群聚分布于温凉高湿的阴坡、半阴坡，呈微酸性岩层峭壁上。

我国共分布有石斛属植物 74 种 2 变种，包雪声等主编的《中国药用石斛彩色图谱》报道了药用石斛 51 种，周荣汉主编的《中药资源学》称："石斛属植物以云南最多（共计 39 种），其次为贵州和广东（各有 28 种），再次是广西（有 24 种），台湾虽然面积较小，但由于地形和气候复杂，乃有 15 种之多。"并指出"商品石斛由广西、贵州、广东、云南、四川、安徽、江西、湖北、湖南和台湾所提供"。

药用石斛的原植物非常复杂，经调查全国石斛类药材主要有 11 类，包括霍山石斛类、黄花石斛类、金钗石斛类、黄草石斛类、马鞭石斛类、环草石斛类、枫斗（耳环石斛）类、鲜石斛类、金黄泽类、圆石斛类、小瓜石斛类和有瓜石斛类。市售铁皮石斛商品紧缺，价格昂贵，常有上述类型石斛混入铁皮石斛销售。

第二节　生物学特性

一、形态特征

石斛兰全为附生兰，茎丛生，直立或下垂，圆柱形，不分枝或少数分枝，具多节，有时 1 至数个节间膨大成各种形状，肉质（亦称假鳞茎），具少数至多数叶互生，扁平，圆柱状或两侧压扁，基部有关节和抱茎的鞘。总状花序直立或下垂，生于茎的上部节上，具少数至多数花，少有单朵花的，花通常较大而艳丽；萼片近相似，离生，侧萼片宽阔的基部着生于蕊柱足上，形成萼囊；花瓣比萼片狭或宽；唇瓣着生于蕊柱足末端，3裂或不裂，基部收狭为短爪，有时具距；蕊柱粗短，顶端两侧各具 1 枚蕊柱齿，基部具蕊柱足；蕊缘很小；花粉团蜡质，卵形或矩圆形，4 个，离生，每 2 个为 1 对，几乎无附属物。

二、生长发育规律

石斛为多年生附生性草本植物，常附生于密林树干或岩石上，并常与地衣、苔藓植物以及抱石莲、卷柏、伏石蕨、石豆兰等混生。石斛的根一部分固着于附主，起固定和支持作用的同时还负责吸取附主的水分和养料，另一部分根裸露在空气中吸取空气中的水分。

石斛在生长发育的过程中由于对环境条件要求十分严格，生长较缓慢，每年生长长度为 0.7～5cm。植株生命期一般约为 9 年，最长可达 12 年。头 1～2 年为幼龄期，2～5 年为分蘖期，由种子萌生的植株在 3～4 年后进入生育期开花结实，分蘖枝 2～3 年生后进入生育期，7 年后逐渐枯萎死亡。

石斛果实为蒴果，每果可含 100 万粒种子，种子细如粉尘，每粒重 0.3～0.4μg，存在后熟现象，由于缺乏胚乳组织，需与真菌共生才能萌发，自然条件下发芽率低于 5%。石斛的分蘖是群体增大的主要途径，并能使新、老枝得以更替，分蘖枝的基部茎节上可产生不定根从空气中吸取水分，若剪去老分蘖枝，新分蘖枝生长更旺并能产生更多的新分蘖枝。石斛于花后落叶，且一般不萌发新叶而于茎基萌发新枝。花于茎顶或侧枝单生或排成总状花序。植株下部的花发育较早而首先开放，花期 20～30 天，但花序顶端的花有 5%～10% 发育不正常，还有许多种石斛只开花不结果，仅以营养繁殖。野生石斛繁殖很慢，自然更新能力很差。

每年春末或夏初期间，在二年生石斛茎上部的节上抽出花序，开花后从茎基长出新芽并发育成新茎，老茎则逐渐皱缩，不再开花。秋季新茎渐趋成熟，生长减慢，并在凉爽干燥的气候中进入休眠期，以利于越冬花芽的形成，花期 4～6 月，果期 6～8 月。

三、对生态环境条件的要求

石斛属于多年生附生草本植物，野生石斛常附生于森林树干和树下岩石上，根为气生根，没有根毛，常与苔藓植物伴生，多数野生石斛生长在亚热带，湿度较大，并有充足散射光的冬暖夏凉的深山老林中，常附生于树冠茂密、树皮厚、多槽沟、有苔藓蓄纳水分的树干或树枝、树杈上，因此对环境条件有特殊的要求。

1. 光照

石斛怕强光直射，野生石斛常生长在森林中，自然遮阴度一般在 60% ~ 70%，一般都是散射光照射，光照强度一般在 3000 ~ 5000lux。在强光直射下，生长不良，易干枯死亡，如附生林边向阳树干上的野生石斛，叶片、茎干发红发黄，落叶早，茎瘦弱，根干枯；而生长于密林中树干阴面的野生石斛则生长健壮，叶绿，生长期相对延长，落叶迟，茎粗壮且长，根系发达，在生物学上称半阴生植物。

2. 温度

石斛喜温凉，怕寒又怕高温，生长日期平均温度要求在 15℃ ~ 28℃。1 月份日平均温度在 8℃ 以上，无霜期 250 ~ 300 天，高温季节白天在通风条件较好的情况下可达 32℃，但时间不能过长，冬季日平均温度不能低于 8℃，否则会被冻死，在云南省海拔 500 ~ 2100m 的范围内都有它的踪迹。

3. 水分

石斛对水分的需要量不大，在冬季，石斛处于休眠状态，不需要过多水分，到生长发育季节，雨季来临，靠吸收空气中的水分就可满足需要，但是忌干旱。石斛生长地区年降雨量大多在 1100mm 以上，根系周围的持水量达 30% 就可以满足需要。虽然石斛生长需要较高的空气含水量，但怕水淹，雨季基质含水量处于饱和状态，如果通气不良，根的颜色为浅黄色或棕黄色，茎叶萎黄，长势差，严重者叶片脱落，根系腐烂，茎上又长出瘦弱的新芽，这就是石斛喜潮湿又怕水的特性。

4. 空气

石斛根系属于气生根，无根毛，附着于树干上，裸露在空气中，才能健康生长，在通气不良的环境中或长期处于较多水分的状态下，根就会出现坏死，这是石斛与其他作物不同的"气生"特殊性，根必须保证通气性才能健康生长。根还不能处于严重腐烂环境和长期多水的环境中，因基质腐质化较深易积水，通气差导致根的死亡。

5. 肥料

野生石斛在自然条件下，根上共生着真菌类根菌，也称根际微生物。根菌可以固定空气中的氮，分解附主上的动植物残体来汲取营养，菌丝伸到石斛根部以协助石斛分解所需的营养物质。根菌是石斛不可缺少的因素之一，类似豆科作物的根瘤菌，另外石斛种子的萌发也需要根菌提供营养，没根菌的存在种子不能萌发成苗。石斛除与根菌共生获得营养物质外，另一个与地生植物不同的特性是"低离子浓度吸收性"。人工栽培时，还需人为提供其他多种类型的养分，才能确保石斛优质高产。

6. 附生性

石斛是附生多年生草本植物，其根系附着于森林树干上，并裸露在空气中。树干的作用一是固定石斛植株，二是间接为石斛提供水分和养分，不像农作物一样是直接从土壤中吸收生长发育所需的营养物质。它的生长靠裸露在空气中的根系吸收空气中的水分，固定空气中的氮及靠根菌分解附主表皮及附主上的动植物残体获得营养物质进行生长发育。附生性是石斛属植物的共性，且石斛不适宜在腐质化过重的附主上生长。

7. 气生性

由于石斛是附生植物，根的构造与地生和寄生植物完全不同，在正常情况下具有良好的通气性、吸附性和吸水性。经研究，石斛根如果长期处于较严重的腐生状态及水分较多的状态，其细胞由于通气不足，将会停止发育，且迅速腐烂瓦解，最后伤及内皮层导致根的坏死。因此石斛根部不能处于基质（附生）严重腐烂状态和长期多水的环境中，只能处于通气良好、附主不严重腐烂、不太湿的环境中才能良好发育生长，茎叶才能茂盛。要保根首先要保证通气，这是人工栽培石斛成败的关键所在。

第三节　种植地

一、种植地选择

根据石斛的生长习性，石斛的栽培地应满足以下条件：年平均气温17℃以上，空气相对湿度85％左右，年降雨量900mm以上，冬季最低气温不低于−1℃，或者通过人工控制能满足上述要求的场地。选择的树应树皮厚、多纵沟、含水多、树干粗大、枝叶茂盛，常有苔藓植物生长的活树，选择的石块应处在阴凉、湿润的地方，表面常有苔藓生长。

二、整地方法

根据所选地形采用不同的整地方法。

1. 台地

确定地块后，将台地上的杂草、农作物的茎秆及生在土壤中的根挖出、晒干，集中用火烧毁，消除在地中过冬的病虫，同时修排水沟防止地块积水。

2. 坡地

根据地形，等高线修成台地，台地宽不低于 3m，还应将地边树的细枝、病虫枝修除，同时用杀虫剂杀灭蚧壳虫、蚜虫等害虫，修下的树枝、树叶、杂草应集中烧毁，修台地时还要修好人行道。

3. 修建水池

整地后需修建水池，水池大小以种植面积确定，水池底部要高于种植地 3m 以上，若水池低于种植地块，要配备抽水机及喷水机械。

三、基础设施建设

1. 自然条件良好的种植区

（1）建遮阴棚

建遮阴棚是给石斛创造一个"阴生"的环境条件，在已选好的栽培地上建阴棚，阴棚高度约 2.2m，立柱栽好。遮阴棚的立柱间可用竹子或 8 号铁线固定，盖上遮光度为 70% ~ 85% 的遮阴网，不同地区选用不同遮阴网，光照时间短或温度偏低的地区用 75% 遮阴网，光照时间过长或温度偏高的地区用 85% 的遮阴网，遮阴网最好是原生料制成，保三年不老化，质量不好的遮阴网易老化、破烂，破烂后被阳光直射到的石斛就会逐渐枯萎死亡。

（2）建栽培床

栽培床宽 1.5m，床与床间隔 80cm，床边高约 10cm，床底用空心砖搭建，横一个（增加与地面的受力面积），竖一个，空心砖上用角钢做梁抬住苗床。栽培床底用木板以杉木板为佳，也可选择打孔石棉瓦。为了保证栽培床通气，建议种植户用塑料网来做床底，利于透气透水，达到"气生"要求。

（3）基质的准备

栽培石斛所用基质有三个作用：固定；提供水分；提供低离子浓度养分。所选基质要求保水又不积水，保证通气，含有一定的养分，耐腐烂，不带害虫卵及病原。基质材料的来源较广泛，可用颗粒在 1cm 见方的碎砖瓦、木炭、褐煤、栎树皮、杞木树皮、松树皮、松球、碎刨花、杉木树枝条的切碎段及树木的须根、蕨根等，不宜用腐叶土、山基土等做基质。用树皮做基质者要用水浸泡一个星期排酸、杀虫、杀菌后用多菌灵等防病农药消毒后使用。基质使用前要筛除过细的粉末。上述材料在使用时可随时配制，也可单独使用树皮。如碎砖瓦、木炭（蕨叶灰碳）占 1/4，各种树皮、刨花、杉木树枝条占 3/4，还可配以一定量的羊屎或人工制作的有机肥料颗粒，例如，松树皮、松球颗粒加上部分栎树皮、蕨叶炭灰、羊屎颗粒是较好的栽培基质。

（4）建遮雨棚

石斛怕水淹，若水多通气不良，不能满足它的气生性，雨季连天雨较多，易造成基质积水伤根，因此雨季必须建棚遮雨，不仅雨季可遮雨，冬季还可防霜冻。遮雨棚每床 1 个，做成拱形，棚高 0.8～1m，用竹片做骨架，每 60cm 拱一片，棚上盖薄膜，薄膜盖至离床边 20cm 左右，晴天把膜卷起在棚顶便于浇水。下暴雨不要卷膜，冬季夜间早晚将膜盖至床边保温，中午把两边膜卷起降温，阴雨天不卷膜。

2. 自然条件稍差的种植区

铁皮石斛在海拔 800～1200m 湿热地区种植只需建盖阴棚加防雨棚；在海拔 1200～1800m 地区需建盖大棚加盖阴网。有条件的可建标准化大棚，好处在于可科学掌握温湿度，合理施肥，便于控制病虫害的发生。

（1）简易大棚

边高约为2.2m，根据大棚宽度来计算大棚中央高度（如：宽8m，中央高度为4.2m），如杉木树做立柱和横梁、拉杆，竹片或石竹做拱杆。在棚架高2.2m的地方搭横梁，棚架建起后用长寿塑料膜覆盖，固定塑料膜，一般用卡簧槽固定，遮阴网平拉于2.2m的横梁拉杆上，四周卷膜，冬季保温，夏季降温。

（2）标准化大棚

宽约8m，长可以根据地形而定，大棚顶棚卷膜，四边卷膜，配有防虫网。拱棚高度4.6m，边高2.5m，钢架连体结构，可有效控制棚内的温湿度，减少病虫害的发生，提高产量。其他基础设施与简易大棚相同。

第四节　种植技术

一、繁殖

多年来，人们一直在积极探索石斛的人工栽培技术，但由于石斛属植物的繁殖系数低，故年生长量低，进入盛产周期长，难以形成规模化生产，产量有限。以下介绍目前常用的栽培和繁殖方法。

1. 分株

适宜夏秋两季开花，花芽从植株顶端长出的石斛。3月中旬，新芽长出不久，以3～4株为一丛，用细长利刃将过于拥挤的老植株切开，注意勿伤及新芽，落叶老植株不可剪掉以利于新芽生长，剪去部分老根。置于日常栽培场所，控制浇水，保持适度干燥，半月后即可正常管理。分株法的优点在于后代性状不变，当年可开花；缺点在于繁殖速度慢，不适于规模化生产。

2. 无菌播种

选择植株健壮，花色艳、花形美的兰株，待其开花 5～6 天后进行人工异花授粉。待果荚成熟后及时剪下，切去柱头残留的花瓣与萼片，经常规消毒后置于培养皿中，用解剖刀将其纵向切开，刮出果荚中种子附着的棉絮状结构，然后用长镊子夹住棉絮状结构在培养基上来回轻扫，即可播种均匀。培养基的配方可用 "MS+50g 香蕉泥 +1g 蛋白胨 +20g 蔗糖 +9g 琼脂（pH 值 5.2～5.4）"，培养条件为 27℃，每日光照 12～16 小时。3～5 周后种子即形成绿色的原球体，萌发成苗后要及时将小苗转移到合适的培养基中进行生根和壮苗培养。培养基配方可用 "MS+80g 香蕉泥 +0.1g 肌醇 +2g 蛋白胨 +30g/L 苹果酸 +18g 蔗糖 +8.5g 琼脂 +1.5g 活性炭（pH 值 5.2～5.4）"，培养条件同上。5～6 周后再移苗一次，培养基与第一次相同，但光照增强，5～6 周后就可将其移至栽培温室内炼苗，一周后即可出瓶种植。

兰科植物种子的无菌萌发是由美国学者 Kundson 于 1922 年建立的，他首次证明兰花种子可以在无机盐、糖、琼脂组成的人工合成培养基上萌发，无需共生菌的存在。石斛的果实内种子量大，种子无胚乳，在自然条件下常常需要某种真菌的帮助才能萌发，因此繁殖率很低，不易发育成植株。研究表明，黑节草、叠鞘石斛、广东石斛、曲茎石斛等的种子在无菌培养基上均能萌发形成试管苗。

3. 组织培养

切取刚长至 3～4cm 的健壮新芽，经常规消毒后剥去叶片，切取带侧芽的茎节，厚度以 0.5cm 为宜，置于培养基上。培养基配方可用 "1/3MS+200ml 椰子水 +1mg/L NAA+10mg/L BA+10mg/L Adenine+1mg/L GA$_3$+20g 蔗糖 +6.5g 琼脂，（pH 值 5.2）"，培养条件 27℃～30℃，每日光照 12～16 小时。4～6 周侧芽长至 0.3～0.5cm，数量 1～3 个，此时可取出切成单个侧芽，然后置于相同培养基上，3～5 周后侧芽周围又长出数量不定的侧芽，切割增殖可反复进行。若要把不定芽培养成带根的成苗，可待不定芽长出 2～3 片叶后单株切离，插入培养基中，培养基配方需改为 "MS+100g 香蕉泥 +2g 蛋白胨 +30mg/L 苹果酸 +2mg/L NAA+15g 蔗糖 +7g 琼脂 +1g 活性炭（pH 值 5.2）"，培养条件同上，8～10 周即可出瓶种植。

二、栽培

1. 栽培技术

（1）林下仿野生栽培法

选择生态条件与石斛野生生境相似的林地，在没有人工设施条件下的种植方法，按附主不同可分为贴石和贴树种植。

贴树种植

在选好的树干上按行距 35cm 左右用竹针或绳索将已分株石斛的根部固定在树干凹处，或将树干的树皮削去一部分，再从上到下将石斛根部固定在削皮处。固定好后，再用牛粪与泥浆混合均匀，在栽培石斛的部分根上涂一薄层，切忌涂在兜丛里或涂层过厚以免影响石斛根部的透气性，造成根部腐烂甚至死亡。

贴石种植

在选好的石块上除去表面的地衣，按 35cm 株距将石块表面打出凹面，将石斛用小石块固定于凹面即可，也可将石斛塞于岩石的石缝、石槽内，用小石块固定以免跌落。石斛栽培的关键是保证成活率，因此要求能够将石斛固定而又不影响根部的透气环境。

在云南省石斛适宜区，林下仿野生栽培以贴树栽培为主。前几年，有许多企业或种植户开展了贴树栽培，利用经济林木为附主，此法生长慢、产量低，仍有待进一步改进。在滇西南种植区，如腾冲、龙陵、瑞丽等县（市），还有一定面积的贴树栽培石斛。随着人工仿生种植到人工规范化种植的过渡，对生态环境的依赖度不断降低，大大扩大了人工种植的适宜范围。

（2）人工设施栽培法

由于利用有光、温、水控制设备的现代化标准温室大棚进行栽培的成本过高，这里主要介绍简易塑料拱棚栽培设施，即通过人工搭建阴棚铺设苗床和铺垫石斛生长基质辅料，配以浇水灌溉设施的栽培方法。人工设施栽培适用于石斛规模化生产和高产栽培，阴棚除形状和搭架材料有差异外，其他方面大同小异，多数用塑料遮阴网，简易的用竹枝叶。

2. 营养土配制

石斛是多年生附生草本，具有气生根，需生长在有机质含量高、质地疏松的生活环境，因此要科学配制营养土。营养土以有机肥为主，将腐熟的农家肥、山基土和复合肥按 0.47∶0.47∶0.06 的比例拌匀，再加入 2.5% 功夫乳剂 1000 倍液即可。

3. 种植密度

在选好的树上或做好的木槽上进行合理定植，其中贴树种植时按株距 30 ~ 40cm、行距 10 ~ 12cm 捆绑在选好的树上，木槽种植时按 10cm×12cm 的株行距规范定植。

4. 田间管理

种植石斛是一个高投入高产出的产业，如果种苗较好且管理方法得当，2 年可收回成本，部分农户可当年收回成本，2 ~ 3 年获利，若管理不当只会越种越少，无法收回成本。管理成本虽然只占总投入的 5% 左右，但对产值而言，决定 70% 以上的收益，俗话说"三分种七分管"就是这个道理，管理是种植石斛成败的主要因素。

（1）浇水

石斛喜潮湿，又怕水过多，水多则通气不良烂根，水少则基质过干又容易干死。石斛虽有较强的抗旱性，但长期缺水，基质表面温度过高会把石斛基部烤死，基质过湿，时间过长，根就会烂。生长旺盛期怕干旱和怕积水，特别是在发芽生根期需要充足的水分，所以，干季需要经常用喷灌法浇水，最好是自动喷雾浇水，经常保持基质表面潮而不湿。雨季通过调节薄膜使基质湿而不积水。建议冬春季早上浇水，夏季下午浇水，春季温度开始回升时应逐渐开始浇水，夏季温度和光照强需多浇水以防基质干透，入秋后温度下降，浇水逐渐减少，最好在早上温度回升到 10℃时浇水。

石斛 3 月底开始萌发生长，6 月份进入生长高峰期，10 月底生长期结束。7 月中旬到 9 月中旬是高温季节，必须及时浇水保湿降温，早晚各 1 次，阴雨天可不浇水，11 月份到翌年 3 月份开始适当控制浇水，床面略干亦可，但过于干燥时则必须浇水。石斛栽植后期空气湿度过小要经常浇水保温，可用喷雾器浇水。

（2）追肥

为提高石斛产量及品质，必须采用人工浇施有机肥料，要做到"多次、少量、液稀"的施肥原则。遮阴栽培首选的液肥是黄豆浸出液，全光栽培首选进口复合肥。黄豆浸出液一碗兑一桶清水浇施床面的行间，将复合肥在行间撒上几粒，后用清水浇施。施肥时间从4月开始到9月底，每隔10天施1次，之后即可进行常规管理。

石斛生长地贫瘠应注意追肥，第一次在清明前后，以氮肥混合猪牛粪及肥泥为主，第二次在立冬前后用有机复合肥、微肥加入适量肥泥调匀敷在根部，此外还可进行根外追肥。施肥注意事项：①认真把握好浓度；②避免在高温、光照充足的时间施肥，一般在上午10点前施肥为好，但要根据季节、天气、气候变化情况调节施肥时间；③正常情况下每周1次，喷肥时覆盖充分，均匀到位。

（3）调整遮光度

石斛是半阴生性植物，遮光度的管理极为重要，通过管理达到石斛喜阴的要求。光照充足有利茎条粗壮，如果遮光度过大茎条纤细，茎尖成尖形；光照适合，茎尖成平头形，粗壮饱满。在石斛生长期光照是否充足，从植株的颜色变化就可以知道，如果植株叶茎都是绿色，证明过阴；如果叶片绿色，茎及叶鞘带紫色，证明光照强度适合；如果叶茎较紫，露在外面的根尖是紫色，证明光照过强。石斛生长地的蔽光度以60%～80%为宜，因此要经常对附生树进行整枝修剪，或修补遮光网，以免过于荫蔽或遮光度不够。

（4）调整温度

石斛怕冻又怕高温，苗床大棚冬天下午5点后应把门窗全关闭，早上温度回升到10℃后把门窗打开，使温度不高于

28℃，如果高于28℃就遮去80％的光照，同时喷雾降温、通风降温。冬天如果温度低于8℃，需要在大棚内盖小棚，或用其他防冻方法防霜冻，保持棚内夜间温度在8℃以上。大田苗床冬季除盖小棚外，霜重地区和高海拔地区还需用稻草、苞谷秆等覆盖防霜冻，夏季将小拱棚薄膜两边卷起20cm左右，避免温度过高。如果栽培床底是用塑料网做成的，雨天可以不遮雨。

（5）整枝

每年春天前发新枝时，结合采收老茎将丛内的枯茎剪除，并除去病茎、弱茎以及病根，栽种6～8天后重新用分枝繁殖。

（6）酸碱度的调节

石斛不喜欢在过酸和偏碱的环境条件下生长，过酸过碱对石斛生长不利，石斛适宜的pH值为5.5～6.0，用锯末屑、刨花、树皮做的基质易偏酸，珍珠岩等是碱性基质，因此用锯木屑、刨花、树皮做基质的，可以与珍珠岩、木炭、草木灰、钙镁磷等混合把pH值调至5.5～6.0。测定酸碱度可用pH试纸，用中性矿泉水浸泡基质，取浸泡液，用pH试纸浸入浸泡液中半秒取出与标准比色板比较，即得所要测定酸碱度。若过酸可施用石灰水、草木灰水、钙镁磷肥，调至pH值5.5～6.0。

（7）换基质

严重腐烂的基质易积水不透气，基质过干则浇水时不易吸水保湿。雨季若防雨不当，则基质积水严重，使根腐烂。栽后3～5年需更换基质，保证基质常年是颗粒状，更换基质的时间为三四月没发根前更换，过早过迟对石斛生长均不利。种植密度方面，短期种植株行距为10cm左右，长期种植株行距为13cm左右。

第五节 病虫害

野生石斛在自然条件下病虫害相对较少，人工栽培条件下病虫害相对较多，如果防治不及时会造成较大损失，及时防治病虫害是保证石斛产量、质量的关键。本着"预防为主，综合治理"的原则，首先，清理田间杂物，切断虫病害繁殖源和病原；其二，对基质进行严格消毒；其三，严格检疫外进种苗，避免外来病虫源传染；其四，对购进种苗进行严格消毒；其五，认真清除栽培床上的枯枝落叶；其六，用化学农药在未发生病虫害前预防，发生病虫害初期针对虫病的种类对症下药进行防治。

一、病害

石斛病害分为生理性和侵染性病害两大类，两者的防治方法各不相同，防治前要认真分析病因、病原、发病时间来决定用药种类、次数及防治方法。请注意，不论用哪种农药，应在下午温度偏低时使用，没有防雨棚的施药后下雨要重施。预防10~15天1次，治疗3~7天1次，连续3次。

1. 生理病害

生理病害的发生往往是因基质湿度过大、基质过细、基质水分不足、干旱、光照过强、过阴、高温晒伤、低温霜冻、施肥不当、氮肥施用过多、使用农药浓度过大等原因引起。由积水造成的症状往往是根系腐烂，叶片逐渐失绿干枯脱落，无明显病斑，茎不膨大。如高温干旱，气温长时间超过30℃以上，可使叶片干卷、发黄，茎不膨大、干缩，根系干枯。气温长时间低于0℃，没有防霜措施，则会出现冻害，其症状表现为根系、茎条烂瘫，全株腐烂死亡。施肥和施用叶面肥、农药、激素时浓度过大，则叶尖干枯，根系发黑，重者腐烂，新根迟迟不发，叶片干枯脱落，无明显病斑。

防止生理病害发生的关键在于科学种植和管理，保证栽培床底透水、透气，栽培基质不仅要保水还要不积水。雨季用拱棚防雨，冬季防霜；随时调整光照强度，强光高温天盖双层遮阴网，阴雨连天盖一层，冬天除用小拱保温外，白天还要盖一层网，晚上盖两层网。

2. 侵染性病害

侵染性病害是由致病微生物侵入石斛植株组织产生病斑，使叶片发黄，变黑，干枯脱落，使根系腐烂，生长停止，茎条腐烂干枯死亡，轻者不长新根，不发芽，叶片脱落，茎条不膨大，重者叶片全部脱落，茎条腐烂，根系全部变黑腐烂死亡。要从源头抓起，以防为主，切断病原侵染途径，做到早预防，早治疗，防止病害传染和蔓延。侵染性病害可归纳为：病毒性病害、细菌性病害和真菌性病害三大类，各类病害的病原、侵染和传播途径及症状各不相同。

（1）细菌性病害

细菌性软腐病

【病原】主要为欧氏菌。

【发病规律】病原菌在石斛组织内过冬，由雨水、昆虫传播，通过野外采种和购种作远距离传播，当组织幼嫩时，病菌从空气和伤口入侵，该病以新芽出现时的阴雨季节为发病的高峰期。过度使用氮肥，在高温高湿通风不良的条件下易发生病害。

【症状】全株发病受侵染的植株，茎条、嫩叶片基部出现褐色水泽状小斑点，病斑迅速扩大，连成片，蔓延至叶鞘和芽的生长点，叶片腐烂，茎基部腐烂散发出恶臭味，倒伏死亡，幼苗发病更为突出。

【防治方法】发病初期，用72％农用链霉素600倍液和百菌清1000倍液、68.8％多保克链霉素可湿性粉剂800倍液、30.3％四环霉素可湿性粉剂1000倍液、68.8％多保克链霉素可湿性粉剂1000倍液进行喷雾防治。上述几种药交替使用。也可用10％浸枯灵2000倍喷洒幼苗，3次1个疗程，防病每10～15天1次，治病3～7天1次。盖薄膜防雨及用0.05％硫酸钾及微量元素喷施，增强抗病能力。为防止病害传染，在发病的床槽上，施用生石灰粉，保持基质处于干燥的状态，不施肥，更不要施氮肥，减少浇水次数。

细菌性褐腐病

【症状】该病主要危害石斛的芽或叶，受害时叶片先出现水泽状黄色小斑点，后逐渐变为紫褐色并下陷，呈褐色腐烂，并迅速扩至新鲜叶片上，使之脱落，危害整个植物。

【防治方法】植株一旦发病，应及时除去病叶只留下茎条，然后用农用链霉素600倍液或百菌清1000倍液处理。

（2）真菌性病害

黑腐病

【病原】黑腐病是世界性兰科植物病害，病原是腐霉病。

【症状】受害叶片的中段边缘出现细小的湿褐色斑点，然后迅速扩大并连成片，继而叶片枯黄脱落，如不及时剪除病叶，施药治疗，病菌将扩染叶鞘、茎条和根部，乃至整丛枯烂。该病状是自根部开始黑腐，向上扩散到茎叶，使叶片黄化枯落。

【发病规律】病原多由果蝇及接触传染，具有较强的传染力，多数是从新株中心开始发病蔓延全株。

【防治方法】一是拔除病株和烧毁病株，严格杀菌消毒，阻断传播途径；二是对症下药进行预防和对可救植株进行治疗。发病初期用可杀得 6000 倍液，或 80% 万佳生 800 倍液，或医用氯霉素 1000 倍液，或世高 6000 倍液喷雾防治，3 天 1 次，连续 3 次以上。

疫病

【症状】受疫病浸染的部位呈湿性腐烂状，干燥后呈黑色，因此也称黑腐病，疫病与黑腐病在晚期的病斑色虽然相同，但是疫病的受害部位与早期黑腐病斑色却不相同。疫病多从成熟叶片的中段侧缘发生，因各地气候与生态条件的不同而不同，有的先从叶片基部或尖端开始，有的根、茎、花全部受害，受害早期，叶色不变，受害部位像被搓揉过并显黑色。

【发病规律】该病是世界兰科植物病害之一，由引种传播，以前在我国未曾发现，近几年来偶有局部发生，该病可用海因药剂喷雾防治，能有效控制其蔓延。

【防治方法】治疗疫病的药物常用 70% 卡霉通、医用氯霉素针剂 1000 倍液喷雾，也可用海因、世高、百菌清、甲霜灵、疫霉灵、甲霜铜等农药进行防治。

白绢病

【病原】病原为小黑菌。

【症状】受该病菌侵染的植株在茎基部表面和基质表面出现网状白色菌引起腐烂，直到叶片黄化脱水枯黄卷曲死亡。

【发病规律】白绢病的菌核在基质和植株残体上越冬，春末至秋末均可发病，种植密度过大的床槽、高温高湿的雷阵天气更易发病，特别是在基质呈酸性（pH 值 3 ~ 5）的条件下，发病最为严重，该发病迅速，传染快，毁灭性大。

【防治方法】一是严格消毒种植时用2%福尔马林溶液对基质、场地、用具和种苗进行严格消毒，杜绝侵染原；二是调整基质酸碱度，可用3%的石灰水浇施基质；三是药物防治，发病植株可选用医用氯霉素针剂500～1000倍液浇施，每日1次，连续2～3次，即可控制病情。用广东韶关产的菌虫净，西安产的达克宁、20%的甲基立枯灵乳油800倍液、50%富多宁300倍液、75%灭普宁可显性粉剂1000倍液可有效防治该病。

黑斑病

【症状】发病时嫩叶呈褐色斑点，病斑周围显黄色，逐渐扩散到整片叶，严重时黑斑在叶片上互相连成片，最后叶片枯萎脱落。

【发病规律】本病害常在春末夏初，即三五月间发生。

【防治方法】一是在未发病前用1∶1∶150的波尔多液或多菌灵1000倍液预防，7～10天1次；二是用多菌灵1000倍液喷施；三是发病后使用甲基托布津、代森锰锌等农药防治。

【注意事项】不论用哪种农药，应在下午温度偏低时使用，没有防雨棚的若施药后下雨要重施。预防10～15天1次，治疗3～7天1次，连续3次。

煤烟病

【症状】发病时整个叶片和茎秆表面覆盖一层黑色粉状物，近似煤烟，严重影响植株光合作用，使植株发育不良。

【发病规律】病原以菌丝体、囊壳及分生孢子在植株上或树上过冬，3～5月是该病的发病期，以贴树法、移树法种植的发病多，由蚜虫、蚧壳虫传染此病。

【防治方法】用50%多菌灵1000倍液或其他防真菌病害农药防治，防治时可同时防治蚜虫、蚧壳虫和粉虱类害虫。

根腐病

【症状】如果成熟植株叶片失神，有青色皱缩，或叶片尖焦枯，或新芽迟迟不发，生长异常缓慢，则有根腐病发生的可能，检查时如果发现根茎、根尖或其他部位出现环状或长环形褐色斑，斑上有明显的充水腐烂迹象，且略带白色或褐色附着物，即可确定患有根腐病，如果用力挤压褐斑会溅出水。

【防治方法】由于多数杀菌农药仅能向上输导，不具双向输导作用，因此，用喷药的方法防治根腐病效果不佳，必须采用浇根方法方能有效。常用方法是用敌克松600倍液或粉锈灵600倍液浇根，其他药剂还有70%卡霉通600倍液和"绿邦98"1000倍液。

铁锈病

【症状】铁锈病为世界性兰科植物病害之一。病原菌入侵后，叶背表层鼓起许多芝麻粒大小的铁褐色凸状物，数日后，凸状物破裂露出锈色粉状物，即病原孢子，孢子随风飘扬，重复侵染植株，危害严重时使茎叶枯死，7~8月为发病高峰期。

【防治方法】经常检查背面，如有铁锈色斑点凸状物证明已被铁锈病侵染，应及时用粉锈灵800倍液或世高6000倍液喷施，3天1次，连续3次。在发病前用代森锰锌500倍液预防，10~15天1次，连施3次。

褐锈病

【症状】发病初期在叶面边缘出现淡褐色或橙褐色的细小斑点，然后逐渐扩大，蔓延成片，用手指摸有褐色粉状物孢子，病斑来年成片后褐色转为黑色，斑缘长有黄晕，严重时叶片枯落，严重影响产量与质量。

【发病规律】该病从叶背气孔入侵，常在寒流袭来的春季发生。

【防治方法】一是植株发芽长出 3 片叶以上时用粉锈灵 800～1000 倍液或代森锰锌 500 倍液，7～10 天喷施 1 次，连续 3 次。二是发病后用施保功 1500 倍液或兰威宝 800 倍液或敌力康 1000 倍液喷施有较好的治疗作用。云大扑灵也有较好的防疫和治疗作用。

炭疽病

【症状】炭疽病是多种农作物和经济作物的病害，受害植株叶片出现深褐色病斑，严重时感染茎条。

【发病规律】病菌在有病组织以上菌丝及分生孢子过冬，环境条件适宜，分生孢子萌发，从气孔、伤口或直接穿透表皮侵入组织。1～5 月为本病的主要发病期，6～9 月为发病高峰，该病在植株上反复侵染。有蚧壳虫危害的植株更容易发生此病，病情严重。

【防治方法】发病前用多菌灵、甲基托布津、代森锰锌、速治宁、咪鲜胺、百菌清等喷施，10～15 天 1 次，连续 3 次，可预防并控制该病的发生和传播。发病后用上述药按施用浓度 3 天 1 次连施 2 次进行防治。

枯尖病

【症状】枯尖病病菌侵染茎顶端叶片，首先叶尖出现圆形或不规则形的褐色病斑，一旦病斑密集连成片，顶端叶片白化枯死，病斑上长出黑色孢子囊。该病的最大特点是病斑与健康组织的界限非常清晰。

【防治方法】选用施保功 1500 倍液、力康 1000 倍液、50% 苯菌灵 8000 倍液、75% 百菌清粉剂 600 倍液、50% 普海菌可湿性粉剂 1500 倍液、40% 克菌丹可湿性粉剂 400 倍液，或 50% 甲基硫菌灵可湿性粉剂 500 倍液喷施，7～10 天 1 次，连续 3 次，均可取得较好效果。

黄斑病

【症状】一般表现为叶片发病，发病初期，叶面上生长不明显的淡黄色斑点，后扩大为界线不清晰的黄色病斑。病斑中央出现褐色斑点，有时在病斑背面出现黑霉。

【防治方法】避免浇水过量并喷施植宝素7500倍液，促进植株早生快生，增强抵抗力。发病时可用75%百菌清可湿性粉剂1000倍液加70%甲基硫菌灵可湿性粉剂2000倍液喷雾防治，隔7～10天1次，连续2～3次。

斑点病

【症状】一般在叶部发病，初为褐色的小斑点，然后小斑点扩大，中心部坏死，呈灰褐色，直径5～10mm。老病斑表面出现小黑点。受害叶变黄而落叶，生长发育显著不良。

【防治方法】发病初期及时摘去病叶并喷施75%百菌清可湿性粉剂600倍液，或50%普海因可湿性粉剂1500倍液，或40%克菌丹可湿性粉剂400倍液，或70%乙膦锰锌可湿性粉剂500倍液，或50%甲基硫菌灵可湿性粉剂500倍液防治，隔7～10天1次，连续喷2～3次。

（3）病毒病

【病原】病原为"科拉斯"，被称为兰科植物的"艾滋病"或"癌症"。

【症状】被病毒侵染的叶片基部、中部及叶尖的一部分首先出现乳白色的长短、粗细、形状各异，边界不规则的网状条形斑，斑的边界往往如逐渐扩散的水泽状，斑体两面呈失绿样透明，早期斑体没有异色点缀，中期斑体背面有嫩凹现象，并出现少许淡褐色不规则的斑中斑，晚期病斑颜色加深，如日灼焦状，斑体和斑外绿色叶体同时出现皱纹，叶缘后卷并失去光泽，以后逐渐干枯死亡。该病不仅无法根治而且还是遗传性传染病，传染途径主要由昆虫通过伤口接触方式感染。

【防治方法】以防治蚜虫危害为主，同时施用防治病毒的药物。具体措施有：①引进不带病毒的组培苗；②及时防治蚜虫、飞虱、螨类等害虫；③施用叶面肥，增强植株对病毒的抵抗能力；④及时拔除病株烧毁，对修剪工具进行严格消毒；⑤可使用1.5%的植病灵乳油1000倍液进行预防。

二、虫害

危害石斛的害虫主要有蚧壳虫、蚜虫、蜗牛、螺汉、钻心虫、蚂蚱、地老虎、土蚕、叶蝉、螨虫类、飞虱等，危害芽、叶、茎、根等组织，影响发芽、生长。主要采用高效低毒、无残留的生物杀虫剂或非有机磷农药进行防治。

1. 蜗牛、螺汉

蜗牛在民间俗称螺丝，螺丝有壳，螺汉无壳，均属杂食性软体动物，喜阴湿怕光，昼伏夜出，啃食石斛幼芽、茎叶、花。

【症状】被蜗牛和螺汉危害的石斛，发芽期砥磨芽尖，芽不能正常生长，发叶后砥磨叶片成网状，成不整齐缺刻，严重时幼株死亡，有的将芽砥磨断。

【发病规律】各地常见，生活于农田、菜地、庭院、公园、林边、沟边杂草丛中或乱石堆里，下雨后或夜间爬出来危害农作物。雨天可整天危害，蜗牛1年可繁殖1～2次。而螺丝1年可繁殖多次，卵产于草根、蔬菜、石斛根部或基质中。

【防治方法】具体包括：①清洁田间，铲除杂草，排干积水，破坏蜗牛、螺丝的生活环境和产卵场地；②在栽培石斛场地和周围撒生石灰粉和工业盐。③夜晚人工捕捉；④用杀蜗牛、螺汉专用农药诱杀，如将梅塔、密达颗粒撒在栽培基质表面；⑤将蜗牛、螺汉爱吃的菜叶在下午放于基质表面，再在菜叶上放一小堆米糠和苞谷米面，夜晚 10 点钟后将菜叶收回集中捕杀，或在米糠或苞谷面上放几粒蜗克星、密达等农药诱杀；⑥在气温回升初期，旱季在地面分点浇湿和在较干基质上分点浇湿，诱杀效果较好；⑦用啤酒倒入透明容器中放在苗床上，蜗牛会自己爬入容器中淹死。

2. 蚧壳虫

【症状】该虫寄生于植株叶边缘或叶背面，吸取汁液，引起植株叶片枯黄，严重时造成整株枯黄死亡，同时还会引发烟煤病。

【防治方法】一是用辛硫磷加入食用米醋 1250 ~ 2500 倍液喷施；二是抓住 5 ~ 6 月份菲盾蚧幼虫卵化期，用敌杀死 500 倍液，7 ~ 10 天 1 次，连续 2 ~ 3 次；三是已形成盾壳的虫体可以采取剪除老茎叶集中烧毁或人工捕杀的方法防治。

3. 蚜虫

【症状】成虫和幼虫均群集于茎叶，吸食汁液，常使叶片、嫩茎、幼苗卷缩变黄，出现烟雾，花梗扭曲变形，且有蚂蚁走动，传染病毒。

【防治方法】用辛硫磷、归克、蚜怕百虫净等按说明书浓度喷施，5 ~ 7 天 1 次，连续施 2 ~ 3 次，或用蚜克敏 600 倍液每隔 5 天 1 次连续 3 次，也可以用 40% 氧化乐果 2000 ~ 3000 倍液喷施。

4. 金龟子

又名栗子虫，成虫啃食植物叶片，幼虫（学名蛴螬，又名白土蚕）在地下啃食植物根系，每年 5 ~ 8 月，特别是 5 月为金龟子繁殖期，每天 7 ~ 9 点钟特别是雨后大量飞出咬食植物的叶子、嫩茎及叶片，并产卵于根部土壤中和基质中，孵化成白土蚕危害根部使植株枯死，危害较大。金龟子有两个典型特性：一是喜光性；二是喜酸腐臭性。

【防治方法】具体包括：①下午7～9点钟特别是大雨过后在石斛栽培基地周围烧多处火，利用其喜光性杀死成虫；②将新鲜牛屎、青草加食用醋拌和，分堆放在栽培石斛地周围，隔天将有金龟子的牛屎，放于水桶或水池中将金龟子淹死；③下午用40％的氧化乐果3000倍液或其他杀虫剂喷施，同时还可兼杀蚂蚱等其他害虫；④如果基质已有金龟子幼虫危害，用杀地下害虫专用农药兑水或拌成毒土浇或洒在基质上，这样还可同时杀死黑虫（地老虎）、白蚁、黏虫等其他地下害虫。

5. 线虫

线虫病多发生在以苔藓为栽培基质的栽培床，线虫以休眠状态存在于干的苔藓植物体中，浇水后，苔藓植物吸水膨胀，线虫从休眠转变为活动状态，进而危害石斛，被危害植株的茎叶形成白色弯曲的线条，在显微镜下可清晰地看到线虫，对石斛的危害较大。

【防治方法】具体包括：①选用树皮和苔藓植物做基质时必须用水浸泡1个星期后发酵使用；②对野生种苗应将茎秆和根部苔藓植物认真清除用火烧毁；③用40％氧化乐果1000倍液喷施；④施用如滋灭威、丙线磷、克线丹等杀线虫药剂。

6. 红蜘蛛

红蜘蛛属螨类害虫，虫体很小，体色红色，肉眼很难看到，常在叶片背面吸食汁液，初期不认真查看很难发现，等到发现时叶面已枯黄脱落，为时已晚，4～5月是红蜘蛛盛发期，与红蜘蛛同时发生的还有黄蜘蛛等。

【防治方法】具体包括：①首先查看石斛背叶面是否有红色虫体，叶片是否失绿呈灰白色，叶片是否呈现黄斑、卷曲，如有上述症状，证明有红蜘蛛、黄蜘蛛危害，可以喷施浓度为0.3～0.5的石硫合剂1次可兼治病害和害虫；②喷施杀螨类农药，如喷 20% 三氯杀螨石风 600 倍液 1 次或用波美度为 0.3 ~ 0.5 的石硫合剂喷施，或用 40% 氧化乐果 1000 ~ 3000 倍液喷施。每 7 天 1 次，连续 3 次。

7. 地老虎

多发生于春季到秋季之间，重点危害心叶或是咬断苗茎、叶片。

【防治方法】具体包括：①人工捕捉，清晨或傍晚检查苗床，见有断苗追踪捕杀；②使用针对性药物，如：敌百虫、乐斯本、百树得、甲维盐 EC、一号功，傍晚喷施。

以上 7 种虫害是目前石斛栽培中常见的危害，在防治过程中同时也兼杀了其他害虫，如：飞虱、叶蝉、跳甲等，在用药时一定要按害虫方式来选用农药，如蚜虫、飞虱是刺吸式口器，专吸植物体内汁液，这种害虫应该选用内吸型类农药或触杀兼内吸型农药。施后使植物体内带毒杀死害虫。单用胃毒型和触杀型农药就难于杀死。

另外需注意的是，中华人民共和国农业部公告 2002 年第 194 号和 199 号列出了石斛生产禁止使用的农药：六六六、滴滴涕、毒杀粉、二溴氯丙烷、杀虫脒、二溴乙烷、除草醚、艾氏剂、狄氏剂、砷类、铅类、敌枯双、氟乙酰胺、甘氟、毒鼠强、氟乙酸钠、毒鼠硅、甲胺磷、甲基对硫磷、对硫磷、久效磷、磷胺、甲拌磷、甲基异柳磷、特丁硫磷、机基硫环磷、治螟磷、内吸磷、克百威、涕灭威、灭线磷、硫环磷、蝇毒磷、地虫硫磷、氯唑磷、苯线磷、水胺硫磷、灭多威等其他高毒、高残留农药。

三、鼠害

石斛生长过程中常被老鼠、松鼠咬食茎秆，一只老鼠一晚可咬食数条，重者可在 10 条以上，损失较重，因此管理过程中必须重视老鼠的危害。

第六节　采收加工

一、采收

从产量、质量和各种功效综合平衡来看，石斛综合采收指数呈逐年递增，第三年达最高点，此后开始降低，因此石斛在栽后第三年秋季采收可同时兼顾经济效益和治疗效果。采收时可用剪刀或镰刀从茎基部将老植株剪下，采取"收老留嫩，割大留小"方法，使留下的嫩株继续生长，以便来年连续收获。

石斛发芽到萌根至根伸长前所需营养物质完全靠上年生长老茎条供给，芽的肥瘦取决于老茎条是否饱满，老茎条饱满较粗壮所发之芽较肥，生长较快，反之则瘦，生长缓慢。传统的采收方法是采旧留新加工成中药黄草，而现代以石斛为原料加工的石斛枫斗是以新条为原料，不用老条，而所发新芽抗旱能力较差，生长瘦弱，因此在采收石斛时不能从基部割下，只能保留一部分较肥胖的茎节使来年新发芽时有充足的养分、水分供给，保证多年稳产高产、高质量。所采收的石斛，放在阴凉干燥的地方，一次采收后除去叶片出售。应注意的是在有露水或下雨时不能采收，晴天以中午 12 点后采收为好。采收时使用较快的刀片，从距采收节间 1/3 处，向下 45°角快速割下，当天傍晚用多菌灵、百菌清等杀菌农药喷雾防止割口细菌传染和蔓延。

二、加工

石斛入药加工一般分为鲜石斛和干石斛两大类。中药"枫斗"是挑选肥壮石斛植株（剪成长 5 ~ 8cm），剪去部分须根（留 2 ~ 4mm），洗净、晾干水分后放在铁锅中小火炒软，炒至有微微裂声，叶鞘干裂而撬起时，反复搓揉除掉残留叶鞘，置通风处晾 1 ~ 2 天，再放在有细孔眼的铝盘内用炭火加热，并将其扭成螺旋形或弹簧状，使其色泽金黄、质地紧密，烘干而成。

石斛的保鲜主要针对其根茎，采后 24 小时内采用速冻保鲜技术，将鲜品放在聚乙烯薄膜袋（保鲜袋）中，每袋装约 5kg，放在冰库里，温度控制在 0℃左右，将根茎中的水分快速结晶，迅速降低其温度，注意温度不宜过低以免冻坏，鲜品忌沾水而致腐烂变质，这种保鲜技术能保证石斛的原有成分和性质不变，可存放 2 ~ 3 个月，成本较低，符合工业化生产的要求。

第七节　质量标准及检测

一、性状

鲜石斛呈圆柱形或扁圆柱形，长约 30cm，直径 0.4 ~ 1.2cm。表面黄绿色，光滑或有纵纹，节明显，色较深，节上有膜质叶鞘。肉质、多汗、易折断。气微，味微苦而回甜，嚼之有黏性。

金钗石斛呈扁圆柱形，长 20 ~ 40cm，直径 0.4 ~ 0.6cm，节间长 2.5 ~ 3cm。表面金黄色或黄中带绿色，有深纵沟。质硬而脆，断面较平坦而疏松。气微，味苦。

鼓槌石斛呈粗纺锤形，中部直径 1～3cm，具 3～7 节。表面光滑，金黄色，有明显凸起的棱。质轻而松脆，断面海绵状。气微，味淡，嚼之有黏性。

流苏石斛等呈长圆柱形，长 20～150cm，直径 0.4～1.2cm，节明显，节间长 2～6cm。表面黄色至暗黄色，有深纵槽。质疏松，断面平坦或呈纤维性。味淡或微苦，嚼之有黏性。

二、鉴别

1. 显微鉴别

（1）金钗石斛

表皮细胞 1 列，扁平，外被鲜黄色角质层。基本组织细胞大小较悬殊，有壁孔，散在多数外韧型维管束，排成 7～8 圈。维管束外侧纤维束呈新月形或半圆形，其外侧薄壁细胞有的含类圆形硅质块，木质部有 1～3 个导管直径较大。含草酸钙针晶细胞多见于维管束旁。

（2）鼓槌石斛

表皮细胞扁平，外壁及侧壁增厚，胞腔狭长形，角质层淡黄色。基本组织细胞大小差异较显著。多数外韧型维管束略排成 10～12 圈。木质部导管大小近似。有的可见含草酸钙针晶束细胞。

（3）流苏石斛

表皮细胞扁圆形或类方形，壁增厚或不增厚。基本组织细胞大小相近或有差异，散列多数外韧型维管束，略排成数圈。维管束外侧纤维束呈新月形或呈帽状，其外缘小细胞有的含硅质块；内侧纤维束无或有，有的内外侧纤维束连接成鞘。有的薄壁细胞中含草酸钙针晶束和淀粉粒。

（4）马鞭石斛

表皮细胞扁圆形，外壁及侧壁增厚，木化，有层纹。基本组织细胞大小相近，有壁孔，维管束略排成 3 ~ 4 圈。粉末灰绿色或灰黄色。角质层碎片黄色；表皮细胞表面呈长多角形或类多角形，垂周壁连珠状增厚。束鞘纤维成束或离散，长梭形或细长，壁较厚，纹状稀少，周围具排成纵行的含硅质块的小细胞。木纤维细长，末端尖或钝圆，壁稍厚。网纹导管、梯纹导管或具缘纹孔导管直径 12 ~ 50μm。草酸钙针晶成束或散在。

（5）铁皮石斛

表皮细胞 1 列，扁平，外壁及侧壁稍增厚、微木化，外被黄色角质层，有的外层可见无色的薄壁细胞组成的叶鞘层。基本薄壁组织细胞多角形，大小相似，其间散在多数维管束，略排成 4 ~ 5 圈，维管束外韧型，外圈排列有厚壁的纤维束，有的外侧小型薄壁细胞中含有硅质块。含草酸钙针晶束的黏液细胞多见于近表皮处。

2. 薄层鉴别

（1）金钗石斛

取本品（鲜品干燥后粉碎）粉末 1g，加甲醇 10ml，超声处理 30 分钟，滤过，滤液作为供试品溶液。另取石斛碱对照品，加甲醇制成每 1ml 含 1mg 的溶液，作为对照品溶液。照薄层色谱法试验，吸取供试品溶液 20μl、对照品溶液 5μl，分别点于统一硅胶 G 薄层板上，以石油醚（60℃~90℃）–丙酮（7∶3）为展开剂，展开，取出，晾干，喷以碘化铋钾试液。供试品色谱中，在与对照品色谱相应的位置上，显相同颜色的斑点。

（2）鼓槌石斛

取鼓槌石斛（含量测定）项下的续滤液 25ml，蒸干，残渣加甲醇 5ml 使溶解，作为供试品溶液。另取毛兰素对照品，加甲醇制成每 1ml 含 0.2mg 的溶液，作为对照品溶液。照薄层色谱法试验，吸取供试品溶液 5 ~ 10μl、对照品溶液 5μl，分别点于同一高效硅胶 G 薄层板上，以石油醚（60℃ ~ 90℃）- 乙酸乙酯（3∶2）为展开剂，展开，展距 8cm，取出，晾干，喷以 10％硫酸乙醇溶液，在 105℃加热至斑点显色清晰。供试品色谱中，在与对照品色谱相应的位置上，显相同颜色的斑点。

（3）流苏石斛

取本品（鲜品干燥后粉碎）粉末 0.5g，加甲醇 25ml，超声处理 45 分钟，滤过，滤液蒸干，残渣加甲醇 5ml 使溶解，作为供试品溶液。另取石斛酚对照品，加甲醇制成每 1ml 含 0.2mg 的溶液，作为对照品溶液。照薄层色谱法试验，吸取上述供试品溶液 5 ~ 10μl、对照品溶液 5μl，分别点于同一高效硅胶 G 薄层板上，以石油醚（60℃ ~ 90℃）- 乙酸乙酯（3∶2）为展开剂，展开，展距 8cm，取出，晾干，喷以 10％硫酸乙醇溶液，在 105℃加热至斑点显色清晰。供试品色谱中，在与对照品色谱相应的位置上，显相同颜色的斑点。

（4）铁皮石斛

取本品粉末 1g，加甲醇 50ml，超声处理 30 分钟，滤过，滤液蒸干，残渣加水 15ml 使溶解，用石油醚（60℃ ~ 90℃）洗涤 2 次，每次 20ml，弃去石油醚，水液用乙酸乙酯洗涤 2 次，每次 20ml，弃去洗液，用水饱和的正丁醇振摇提取 2 次，每次 20ml，合并正丁醇液，蒸干，残渣加甲醇 1ml 使溶解，作为供试品溶液。另取铁皮石斛对照药材 1g，同法制成对照药材溶液。照薄层色谱法试验，吸取上述两种溶液各 2 ~ 5μl，分别点于同一聚酰胺薄膜上，使成条状，以乙醇 - 丁酮 - 乙酰丙酮 - 水（15∶15∶5∶85）为展开剂，展开，取出，烘干，喷以三氯化铝试液，在 105℃下烘约 3 分钟，置紫外光灯（365nm）下检视。供试品色谱中，在与对照药材色谱相应的位置上，显相同颜色的荧光斑点。

3. 含量测定

（1）金钗石斛

照气相色谱法测定。色谱条件与系统适用性试验：弹性石英毛细管柱（柱长 30m，内径 0.25mm，膜厚度 0.25μm）DB-1（100%二甲基聚硅氧烷），程序升温，初始温度为 80℃，以每分钟 10℃的速率升温至 250℃，保持 5 分钟，进样口温度为 250℃，检测器温度为 250℃。理论板数按石斛碱峰计算应不低于 10000。

校正因子测定：取萘对照品适量，精密称定，加甲醇制成每 1ml 含 25μg 的溶液，作为内标溶液。取石斛碱对照品适量，精密称定，加甲醇制成每 1ml 含 25μg 的对照品溶液，摇匀。精密量取内标溶液 1ml 置 5ml 量瓶中，加对照品溶液至刻度，摇匀，吸取 1μl 注入气相色谱仪，计算校正因子。

测定法：取本品（鲜品干燥后粉碎）粉末（过 3 号筛）约 0.25g，精密称定，置 100ml 圆底烧瓶中，精密加入含 0.05% 甲酸的甲醇溶液 50ml，密塞，称定重量，加热回流 3 小时，放冷，再称定重量，用含 0.05% 甲酸的甲醇溶液补足减失的重量，摇匀，滤过，取续滤液备用。精密量取内标溶液 1ml 置 5ml 量瓶中，加续滤液至刻度，摇匀，吸取 1μl 注入气相色谱仪，测定，即得。

本品按干燥品计算，含石斛碱（$C_{16}H_{25}NO_2$）不得少于 0.40%。

（2）鼓槌石斛

照高效液相色谱法测定。

色谱条件与系统适用性试验：以十八烷基硅烷键合硅胶为填充剂；以乙腈 -0.05% 磷酸溶液（37∶63）为流动相；检测波长为 230 nm。理论板数按毛兰素峰计算应不低于 6000。

对照品溶液的制备：取毛兰素对照品适量，精密称定，加甲醇制成每 1ml 含 15μg 的溶液，即得。

供试品溶液的制备：取本品（鲜品干燥后粉碎）粉末（过3号筛）约1g，精密称定，置具塞锥形瓶中，精密加入甲醇50ml，称定重量，浸渍20分钟，超声处理（功率250W，频率40kHz）45分钟，放冷，再称定重量，用甲醇补足减失的重量，摇匀，滤过，取续滤液，即得。

测定法：分别精密吸取对照品溶液与供试品溶液各20μl，注入液相色谱仪，测定，即得。

本品按干燥品计算，含毛兰素（$C_{18}H_{22}O_5$）不得少于0.030%。

三、检查

1. 水分

干石斛：按照《中华人民共和国药典》（2010年版，一部）附录ⅨH第一法测定，不得超过12%。

2. 总灰分

干石斛：按照《中华人民共和国药典》（2010年版，一部）附录ⅨK灰分测定法测定，不得超过5.0%。

第八节 包装储藏及运输

一、包装

鲜石斛传统上用竹篓包装，生产上采用无污染、无破损、干燥、洁净的，内衬防潮纸的纸箱或木箱等容器包装。干石斛一般打包成捆，用无毒、无污染材料严密包装，包装前应检查是否充分干燥、有无杂质及其他异物。所用包装均应符合药用包装标准并在每件包装上注明品名、规格、等级、毛重、净重、产地、批号、执行标准、生产单位、生产日期等，并附有质量合格的标志。

二、储藏

鲜石斛置潮湿阴凉处贮藏，干石斛置阴凉通风干燥处贮藏，并防潮、霉变。

干石斛用麻袋包装或压缩打包件，干燥品易保管，受潮则易生霉，吸潮品表面出现黑色霉斑，断面逐渐腐烂。

鲜石斛入库前应进行检查挑选，剔出腐烂、干枯及破损的茎枝，然后将根部放入水内浸泡12小时左右，取出放入竹篓晾干，把根展开，假植于砂箱内（砂土厚度20～30cm），上面再覆盖一层泥土（10～15cm），每日洒水2次，经3～5天出芽时，可隔天淋水1次，约10天即可生叶，这时须将嫩芽掐去，保持茎枝肥壮。气候温暖地区在春秋季可将石斛捆成很松的小把，立放在带有少量水分的砂土上，或放在竹筐内，每隔1天可连同筐放入水内，将根浸泡5分钟，取出后存放在空气流通地方；冬季放在土地上或竹筐内，上面铺上蒲包，但应注意保持空气流通和适当温度；夏季将鲜石斛放在空气流通和凉爽的地方，但要经常整理翻动，使其通风不受闷热。若地面过干，可洒少量清水以保持湿润，浇水过多或受雨淋均易引起腐烂。

三、运输

本品批量运输时最好不与其他药材混装或有其他有毒有害物质混装，运输中保持干燥，遇阴雨天时要严密防潮，有条件者可按标准箱设计入箱贮运，并应注意防重压、防破损、防潮湿等。

附　录

附录 1　中医古籍对石斛的评述

1.《本草通玄》言石斛：甘可悦脾，咸能益肾，故多功于水土（肾、脾）二脏。

2.《本草纲目拾遗》记载：清胃除虚热，生津，已劳损，以之代茶，开胃健脾，定惊疗风，能镇涎痰，解暑，甘芳降气。

3.《本草再新》：理胃气，清胃火，除心中烦渴，疗肾精虚热，安神定惊，解盗汗……性凉而清，得肺之宜。肺为娇脏，独此最为相配。主治肺气久虚，咳嗽不止，邪热痱子，肌表虚热。其清理之功，不特于此，盖肺出气，肾纳气，子母相生，使肺气清则真气旺，顺气下行，以生肾水，强阴益精。且上焦之势，能令肺气委曲下行，无苦寒沉下之弊。

4.《本草求真》：石斛，入脾而除虚热，入肾而涩元气。但形瘦无汁，味淡难出，非经久熬，气味莫泄，故止可入平剂以治虚热。补性虽有，亦惟在人谅病轻重施用可耳。

5.《本草思辨录》：石斛，为肾药，为肺药，为肠胃药。《本经》强阴二字，足赅全量。所谓阴者，非寒亦非温，用于温而温者寒，用于寒而寒者温。《别录》逐皮肤邪热痱气，是温者寒也；疗脚膝疼冷痹弱，是寒者温也，要不出《本经》除痹、补虚二端。大凡证之恰合夫斛者，必两收除痹、补虚之益，若专以之除痹，专以之补虚，则当弃短取长，而制剂之有道可矣。

6.《本草衍义》：细若小草，长三四寸，柔韧，折之，如肉而实。今人多以木斛浑行，医工亦不能明辨。世又谓之金钗石斛，盖后人取象而言之。然甚不经，将木斛折之，中虚，如禾草，长尺余，但色深黄光泽而已。真石斛治胃中虚热有功。

7.《本草备要》：平补肝肾甘淡入脾，而除虚热，咸平入肾，而涩元气。益精，强阴，暖水脏，平胃气，补虚劳，壮筋骨。疗风痹脚弱，发热自汗，梦遗滑精，囊涩余沥（雷曰：石斛镇髓。光泽如金钗，股短而中实，生石上者良，名金钗石斛。长而虚者名水斛，不堪用。去头、根，酒浸用。恶巴豆，畏僵蚕。细锉水浸，熬膏更良。

8.《雷公炮炙论》：凡使，先去头上子，用酒浸一宿，漉出，于日中曝干，却，用酥蒸，从巳至酉，却，徐徐焙干用。石斛锁涎，涩丈夫元气。如斯修事，服满一镒，永无骨痛。

9.《炮炙大法》：长而中实，味不苦者真，去头上子用酒浸一宿漉出于日中曝干，却，用酥蒸从巳至酉，却，徐徐焙干。用石斛锁阳涩丈夫元气，如斯修事服满一镒，永不骨痛，暂使酒蒸用服饵，当如法陆英为之使，恶凝水石、巴豆，畏雷丸。

10.《神农本草经》：味甘，平。主伤中，除痹，下气，补五脏虚劳，羸瘦，强阴。久服，浓肠胃，轻身，延年。一名林兰（《御览》引云：一名禁生。《观本》作黑字），生山谷。《吴普》曰：石斛，神农：甘，平；扁鹊：酸；李氏：寒（《御览》）。《名医》曰：一名禁生，一名杜兰，一名石蓫，生六安水傍石上。七月八月采茎，阴干。案：《范子计然》云：石斛，出六安。

11.《神农本草经百种录》：石斛其说不一，出卢江六安者色青，长三二寸，如钗股，世谓之金钗石斛，折之有肉而实，咀之有腻涎粘齿，味甘淡，此为最佳。如市中长而黄色及枯槁无味者，皆木斛也。因近日无不误用，故附记于此。味甘平。主伤中，培脾土。除痹，治肉痹。下气，使中气不失守。补五脏虚劳，后天得养，则五脏皆补也。羸瘦，长肌肉。强阴，补脾阴。久服，浓肠胃，肠胃为中脏之府。轻身延年。补益后天之效。凡五味各有所属，甘味属土，然土实无味也。故洪范论五行之味，润下作咸，炎上作苦，曲直作酸，从革作辛，皆即其物言之。惟于土则曰稼穑作甘，不指土，而指土之所生者，可知土本无味也，无味即为淡，淡者五味之所从出，即土之正味也，故味之淡者，皆属土。石斛味甘而实淡，得土味之全，故其功专补脾胃，而又和平不偏也。

12.《本草思辨录》：石斛为肾药，为肺药，为脾药，为肠胃药，诸家论说纷如，而咸未亲切，兼有疏漏。兹节采诸说，补其不足。仍即《本经》、《别录》之旨，以疏通而证明之。石斛借水石而生，若石挹水以溉斛，斛因石以吸水。石属金，内应乎肺，气平亦入肺，水则内应乎肾，其为引肾阴以供肺，肺得之而通调下降无惑矣。斛之生不资纤土，而味甘淡则得中土之正，色黄又主五金之贵，合乎胃为戊土而属阳明燥金，与肺皆职司下行，故其为用，每以肺胃相连而着。惟既禀土德，何能于脾无与，肺胃与大肠皆一气直下，又何能于大肠无与。此石斛入肾入肺入胃而兼入脾入大肠之所以然也。石斛得金水之专精，《本经》强阴二字，足赅全量。所谓阴者，非寒亦非温，用于温而温者寒，用于寒而寒者温。《别录》：逐皮肤邪热痹气，是温者寒也。疗脚膝疼冷痹弱，是寒者温也。要不出《本经》除痹补虚两端。痹何以除，运清虚之气，而使肾阴上济，肺阴下输也。虚何以补，布黏腻之汁，而使撼者遂定，豁者遂弥也。是故肺胃得之则下气平气，脾得之则长肌肉，肠得之则浓肠，肾得之则益精，大凡证之恰合夫斛者，必两收除痹补虚之益。若专以之除痹，专以之补虚，则当弃短取长，而制剂之有道可矣。寇宗曰：治胃中虚热有功。雷曰：涩丈夫元气。玩此二说，则知有实热与当利小便者，皆不得用。粗工以内伤外感，悉可倚仗，摇笔辄至。不知施于内伤而误，其失只在寡效。

13.《神农本草经赞》：味甘平。主伤中，除痹下气。补五脏，虚劳羸瘦，强阴。久服浓肠胃，轻身延年。一名林兰，生山谷。幽谷熏风，敷芬布畅。整插金钗，攒丛翠障。林窃兰名，节如竹状。润说千年，神恬津藏，诗，出于幽谷，柳公权联句，熏风自南来，苏颂曰：五月生苗。张协赋：和风穆以布畅。百卉蔚而敷芬。刘绮诗：整插补余空。李时珍曰：俗称为千年润。蜀人呼为金钗花。江淹赋：攒丛石径。苏轼诗：乱山横翠障。苏恭曰：石斛如竹节间生叶。元诗：神恬津藏满。

14.《滇南本草》：石斛，味甘、淡，性平。升也，阴中之阳也。平胃气，能壮元阳，升托，发散伤寒。（补注）伤寒阳症，传入阴经，半表半里，或表症陷入于里，有升托发汗解表之功。退虚劳发热；截寒热往来，形如疟症；治湿气伤经，故筋骨疼痛；升托，散湿气把住腰膝疼痛，不得屈伸，祛湿散寒，止疼痛。昔有一女子，因身染风感寒，平素阴血虚弱，寒邪伏于三阴经，形如劳症。用石斛汤退劳热，反作头疼发热，烦渴饮水，身热如火烙，服后剂，身出酸汗，汗后身凉，又用滋阴降火汤痊愈。又石斛汤治虚劳发热，午前乍寒怕冷，午后发热烦渴，头疼体困，饮食无味，自汗盗汗，耳内蝉鸣，头晕心慌，手足酸麻之症，用石斛（二钱），黄柏（五分炒焦），地骨皮（钱半炙），鳖甲（二钱），秦艽（一钱），生地（一钱八分），薄荷（三分），点童便煎服。（补注）石斛汤治劳热发烧，病反倒重，后二至三日退热者病好治，服药身凉者轻，服此方身反热者死。

15.《神农本草经读》：气味甘、平，无毒。主伤中，除痹，下气，补五脏虚劳羸瘦，强阴益精。久服浓肠胃。叶天士曰：石斛气平入肺，味甘无毒入脾。甘平为金土之气味，入足阳明胃、手阳明大肠，阴者，中之守也；阴虚则伤中，甘平益阴，故主伤中。痹者，脾病也；风、寒、湿三气而脾先受之，石斛甘能补脾，故能除痹。上气，肺病也；火气上逆则为气喘，石斛平能清肺，故能下气。五脏皆属于阴，而脾名至阴，为五脏之主。石斛补脾而荫及五脏，则五脏之虚劳自复，而肌肉之消瘦自生矣。阴者宗筋也，精足则阴自强。精者，阴气之精华也；纳谷多而精自储。肠者，手阳明大肠也；胃者，足阳明胃也；阳明属燥金，久服甘平清润，则阳明不燥，而肠胃浓矣。（《新订》）张隐庵曰：石斛生于石上，得水长生，是禀水面之专精而补肾。味甘色黄，不假土力，是夺中土之气化而补脾。斛乃量名，主出主入，能营运中土之气而愈诸病也。

16.《证类本草》：石斛，味甘、平，无毒。主伤中，除痹，下气，补五脏，虚劳羸瘦，强阴，益精，补内绝不足，平胃气，长肌肉，逐皮肤邪热痱气，脚膝疼冷痹弱。久服浓肠胃，轻身延年，定志除惊。一名林兰，一名禁生，一名杜兰，一名石蓫。生六安山谷水旁石上。七月八月采茎，阴干。（陆英为之使，恶凝水石、巴豆，畏僵蚕、雷丸。）陶隐居云：今用石斛，出始兴。生石上，细实，桑灰汤沃之，色如金，形似蚱蜢髀者为佳。近道亦有，次宣城间生栎树上者，名木斛。其茎形长大而色浅。六安属庐江，今始安亦出木斛，至虚长，不入丸散，唯可为酒渍、煮汤用尔。俗方最以补虚，疗脚膝。唐本注云：作干石斛，先以酒洗，捋蒸炙成，不用灰汤。今荆襄及汉中、江左又有二种：一者似大麦，累累相连，头生一叶而性冷。一种大如雀髀，名雀髀斛，生酒渍服，乃言胜干者。亦如麦斛，叶在茎端，其余斛如竹，节间生叶也。臣禹锡等谨按药性论云：石斛，君。益气除热，主治男子腰肢软弱，健阳，逐皮肌风痹，骨中久冷虚损，补肾，积精，腰痛，养肾气，益力。日华子云：治虚损劣弱，壮筋骨，暖水脏，轻身益智，平胃气，逐虚邪。图经曰：石斛，生六安山谷水旁石上，今荆、湖、川、广州郡及温、台州亦有之，以广南者为佳。多在山谷中。五月生苗，茎似竹节，节节间出碎叶。七月开花，十月结实，其根细长，黄色。七月八月采茎。以桑灰汤沃之，色如金，阴干用。或云以酒洗，捋蒸炙成，不用灰汤。其江南生者有二种：一种似大麦，累累相连，头生一叶，名麦斛。一种大如雀髀，名雀髀斛，惟生石上者胜。亦有生栎木上者，名木斛，不堪用。雷公云：凡使，先去头土了，用酒浸一宿，漉出于日中曝干，却用酥蒸，从巳至酉，却徐徐焙干用。石斛锁涎，涩丈夫元气。如斯修事，服满一镒，永无骨痛。衍义曰：石斛，细若小草，长三四寸，柔韧，折之如肉而实。今人多以木斛浑行，医工亦不能明辨。世又谓之金钗石斛，盖后人取象而言之。然甚不经。将木斛折之，中虚如禾草，长尺余，但色深黄光泽而已。真石斛，治胃中虚热有功。

　　17.《新修本草》：味甘、平，无毒。主伤中，除痹，下气，补五脏虚劳羸瘦，强阴。益精，补内绝不足，平胃气，长肌肉，逐皮肤邪热痱气，脚膝疼冷痹弱。久服浓肠胃，轻身延年，定志除惊。一名林兰，一名禁生，一名杜兰，一名石蓫。生六安山谷水旁石上。七月八月采茎，阴干。陆英为之使，恶凝水石、巴豆，畏僵蚕、雷丸。今用石斛，出始兴。生石上，细实，桑灰汤沃之，色如金，形似蚱蜢髀者为佳。近道亦有，次宣城间。生栎树上者，名木斛。其茎形长大而色浅。六安属庐江，今始安亦出木斛，至虚长，不入丸散，惟可为酒渍煮汤用尔。俗方最以补虚，疗脚膝。（谨案）作干石斛，先以酒洗，捋蒸炙成，不用灰汤。今荆襄及汉中、江左又有二种：一者似大麦，累累相连，头生一叶，而性冷；一种大如雀髀，名雀髀斛，生者。亦如麦斛，叶在茎端，其余斛如竹，节间生叶也。

18.《本草纲目拾遗》：出江南霍山，形较钗斛细小，色黄，而形曲不直，有成球者，彼土人以代茶茗，云极解暑醒脾，止渴利水，益人气力。或取熬膏饷客，初未有行之者，近年江南北盛行之，有不给。市贾率以风兰根伪充，但风兰形直不缩，色青黯，嚼之不粘齿，味微辛，霍石斛嚼之微有浆，粘齿，味甘微咸，形缩者真。《百草镜》：石斛近时有一种形短只寸许，细如灯心，色青黄，咀之味甘，微有滑涎，系出六安州及州府霍山县，名霍山石斛。最佳。咀之无涎者，系生木上，不可用，其功长于清胃热，惟胃肾有虚热者宜之，虚而无火者忌用。《年希尧集验良方》：长生丹用甜石斛，即霍石斛也。范瑶初云：霍山属六安州，其地所产石斛，名米心石斛。以其形如累米，多节，类竹鞭，干之成团，他产者不能米心，亦不成团也。甘平微咸。陈廷庆云：本草多言石斛甘淡入脾，咸平入胃。今市中金钗及诸斛俱苦而不甘，性亦寒，且形不似金钗，当以霍斛为真金钗斛。清胃除虚热，生津已劳损，以之代茶，开胃健脾。

功同参。定惊疗风，能镇涎痰。解暑，甘芳降气。

19.《本草蒙筌》:石斛味甘，气平，无毒。多产六安（州名，属南直隶），亦生两广（广东、广西），茎小有节，色黄类金。世人每以金钗石斛为云，盖亦取其象也。其种有二，细认略殊。生溪石上者名石斛，折之似有肉中实；生枥木上者名木斛，折之如麦秆中虚。石斛有效难寻，木斛无功易得。卖家多采易者代充，不可不预防耳。恶凝水石巴豆，畏白僵蚕雷丸。以酒浸蒸，方宜入剂，却惊定志，益精强阴。壮筋骨，补虚羸，健脚膝，驱冷痹。皮外邪热堪逐，胃中虚火能除。浓肠胃轻身，长肌肉下气。

20.《本草经解》:《名医别录》称生六安山谷，苏颂谓广南者佳，纲目谓蜀中者胜。今真石斛干者色正黄，形如蚱蜢髀。所谓金钗石斛也，其生者高不及寸，极似矮小瓦松，丛生连根，种之瓷盘，亦堪爱玩，然六境罕有，产英邑深山中，峭壁千寻，可望而不可即。采者自巅顶缒巨而下及山腰，用器极力搜剔，令纷纷坠落，始就涧谷检取，亦至危险矣，且每斤干才数两，故采者绝少。今地志误为合肥方物，好事者间向征求。李虚舟大令云，境无崇山，何由得此，每用为笑。近友人归自粤西，偶及三七，云彼地亦甚贵，以上官熬膏，需索无厌也，取之铢锱，用之土苴。吾乡玉面金芽，尤物非幸，其不及此，犹喜未有读本草者耳。

21.《本草崇原》:气味甘平，无毒。主伤中，除痹，下气，补五脏虚劳羸瘦，强阴益精。久服，浓肠胃（石斛始出六安山谷水旁石上，今荆襄、汉中、庐州、台州、温州诸处皆有。一种形如金钗，谓之钗石斛，为俗所尚，不若川地产者，其形修洁，茎长一二尺，气味清疏，黄白而实，入药最良。其外更有木斛，长而中虚，不若川石斛之中实也。又有麦斛，形如大麦，累累相连，头生一叶，其性微冷。又有竹叶斛，形如竹，节间生叶。又有雀髀斛，茎大如雀之髀，叶在茎头，性皆苦寒，不堪用之。石斛丛生石上，其根纠结，茎叶生皆青翠。干则黄白而软，折之悬挂屋下，时灌以水，经年不死，俗呼为千年润。愚按：今之石斛，其味皆苦，无有甘者，须知《本经》诸味，皆新出土时味也，干则稍变。石斛生于石上，得水长生，是禀水石之专精而补肾。味甘色黄，不假土力，是夺中土之气化而补脾。斛乃量名，主出主入，治伤中者，营运其中土也。除痹者，除皮脉肉筋骨五脏外合之痹证也。夫治伤中则下气，言中气调和，则邪气自下矣。除痹则补五脏虚劳羸瘦，言邪气散除，则正气强盛矣，脾为阴中之至阴，故曰强阴。肾主藏精，故曰益精。久服则土气营运，水精四布，故浓肠胃。《本经》曰：上品，多主除痹，不曰风寒湿，而但曰痹者，乃五脏外合之痹也。盖皮者，肺之合。脉者，心之合。肉者，脾之合。筋者，肝之合。骨者，肾之合。故除痹即所以治五脏之虚劳羸瘦，是攻邪之中而有补益之妙用。治伤中即所以下气，是补益之中而有攻邪之神理云。

22.《本草经解》：气平，味甘，无毒。主伤中，除痹，下气，补五脏虚劳羸瘦，强阴益精，久服浓肠胃。石斛（酒浸晒）气平，禀天秋降之金气，入手太阴肺经，味甘无毒。得地中正之土味，入足太阴脾经，甘平为金土之气味。入足阳明胃、手阳明大肠经。气降味和，阴也，阴者中之守也。阴虚则伤中，甘平益阴，故主伤中。痹者闭也，血枯而涩，则麻木而痹。甘平益血，故又除痹。肺主气，肺热则气上，气平清肺，所以下气。五脏藏阴者也，阴虚则五藏俱虚。而不胜作劳，劳则愈伤其真气矣。五脏之阴，脾为之原。脾主肌肉，故五藏虚劳，则肌肉消瘦也。甘平益阴，所以主虚劳而生肌肉也，阴者宗筋也，太阴阳明之所合也。石斛味甘益脾胃，所以强阴，精者阴气之英华也。甘平滋阴，所以益精。肠者手阳明大肠也，胃者足阳明胃也，手足阳明属燥金，燥则肠胃薄矣。久服甘平清润，则阳明不燥，而肠胃浓矣。制方：石斛同麦冬、五味、人参、白芍、甘草、杞子、牛膝、杜仲。理伤中，补虚劳，强阴益精。同麦冬、白茯、陈皮、甘草治胃热四肢软弱，专一味。夏月代茶，健足力。

23.《本草从新》：平胃气、除虚热。甘淡微咸微寒，平胃气（宗曰：治胃中虚热有功。雷曰：石斛镇涎），除虚热（别录曰：逐皮肤邪热），安神定惊。疗风痹脚弱，自汗发热，囊湿余沥，长于清胃除热，惟胃肾有虚热者宜之。虚而无火者，不得混用。光泽如金钗，股短、中实。味甘者良（温州最上、广西略次、广东最下）。长虚、味苦者，名木斛。服之损人，去头根，酒浸。恶巴豆，畏僵蚕。细锉水浸，熬膏更良（宜于汤液、不宜入丸）。

24.《雷公炮制药性解》：味甘，性平无毒，入胃肾二经。补虚羸，暖水脏，填精髓，强筋骨，平胃气，逐皮肤邪热，疗脚膝冷痹，久服浓肠胃，定志除惊。去根，酒浸一宿，曝干酥炙用，陆英为使，恶寒水石、巴豆，畏僵蚕、雷丸。按：石斛入肾，则专主下部矣。而又入胃者，盖以其味甘能助肾，而不伤于热，平胃而不伤于燥之故也。雷公云：凡使先去头上子，用酒浸一宿，漉出晒干，再用酥蒸，从巳至酉，却徐徐焙干，然后用。

25.《要药分剂》：味甘，性平，无毒。禀土中冲阳之气，兼感春之和气以生。降也。阴中阳也。陆英为使，恶凝水石、巴豆。畏雷丸、僵蚕。主补五脏，虚劳羸瘦，强阴益精。（本经）平胃气，逐皮肤邪热痹气，脚膝疼冷痹弱。治发热自入胃肾二经，兼入心脾二经，为除热益阴之品。（除脾胃湿热补益四经）寇氏曰：石斛治胃中虚热有功。时珍曰：此乃脾及右肾之药。深师云：囊湿精少。雷公曰：去根头，酒浸一宿，酥拌蒸半日，焙用，入补药乃效。

26.《名医别录》：无毒。主益精，补内绝不足，平胃气，长肌肉，逐皮肤邪热痱气，脚膝疼冷痹弱。久服定志，除惊。一名禁生，一名杜兰，一名石蓫。生六安水傍石上。七月八月采茎，阴干（陆英为之使，恶凝水石、巴豆，畏僵蚕、雷丸）。《本经》原文：石斛，味甘，平。主伤中，除痹，下气，补五脏虚劳羸瘦，强阴。久服浓肠胃，轻身延年。

27.《本经逢原》：甘淡微苦咸平，无毒。酒浸用。种类最多，惟川者味甘淡、色黄、无岐，可无伤胃之虞。古称金钗者为最，以其色黄如金，旁枝如钗，故有是名。近世绝无此种，川者差堪代用。其余杂产、味苦色晦、中虚多岐者，味皆极苦，误用损人。凡入汤药酒浸晒干入丸剂，薄切，米饮浆晒干磨之。《本经》主伤中除痹下气，补五脏，虚劳羸瘦，强阴益精，久服浓肠胃。石斛足太阴、少阴脾肾之药。甘可悦脾，故浓肠胃而治伤中。咸能益肾，故益精气而补虚羸，为治胃中虚热之专药；又能坚筋骨，强腰膝，骨痿痹弱，囊湿精少，小便余沥者宜之。

28.《本草撮要》：味甘咸，入足阳明太阴少阴经。功专清胃热，兼益肾精。得生姜治囊湿精清，小便余沥。同川芎为末搐鼻，治睫毛倒入。去头根酒浸用。恶巴豆，畏僵蚕。

29.《增广和剂局方药性总论》：味甘，平，无毒。主伤中，除痹，下气，补五脏虚劳羸瘦，强阴，益精，补内绝不足平胃气，长肌肉，逐皮肤邪热痱气，脚膝疼冷痹弱，久服浓肠胃，轻身延年，定志除惊。《药性论》云：君。益气除热，主治男子腰脚软弱，健阳，逐皮肌风痹，骨中久冷，虚损，补肾积精，腰痛，养肾气，益力。日华子云：暖水脏，轻身，益智，平胃气，逐虚邪，治虚损劣弱，壮筋骨。陆英为之使。恶：凝水石、巴豆。畏：僵蚕、雷丸。

30.《本草纲目》：强阴益精。久服，厚肠胃，补内绝不足，平胃气，长肌肉，逐皮肤邪热痱气，脚膝疼冷痹弱，定志除惊，轻身延年。益气除热，健阳，逐皮肤风痹，骨中久冷，补肾益力。治发热自汗，痈疽排脓内塞。

附录2 铁皮石斛规范化栽培技术（GAP）

一、概述

（一）来源

铁皮石斛为兰科石斛属多年附生草本植物铁皮石斛 *Dendrobium officinale* Kimura et Migo 的干燥茎。其味甘，性微寒，归胃经、肾经，具益胃生津、滋阴清热的功效，用于热病津伤，口干烦渴，胃阴不足，食少干呕，病后虚热不退，阴虚火旺，骨蒸劳热，目暗不明，筋骨痿软。

（二）开发利用

1. 药品

成书于1000多年前的道家医学经典《道藏》将铁皮石斛列为"中华九大仙草"之首，因其具有独特的药用价值和保健功效，成为历代养生补品，素有"千金草"、"软黄金"之称，以其植株制成的"西枫斗"、"龙头凤尾"饮片，应用价值极高。现代药理研究表明，铁皮石斛具有抗肿瘤、抗衰老、增强机体免疫力、扩张血管及抗血小板凝集等作用，因此在临床及中药复方中被广泛应用。

铁皮石斛既可单独入药，又能与其他药物配伍，单独入药及与其他药配伍成复方用药已达100多种，与之相关的各种中成药和保健品更深受人们青睐，诸如"石斛露"、"石斛精"、"养阴液"以及"石斛片"、"石斛夜光丸"等，在国内外市场均深受欢迎。石斛是药典中记载中药材涉及植物来源最多的、应用最广泛的一种药材，尤以铁皮石斛品质最佳。

2. 功能食品

中医认为，津液是濡养肌肤，滑润孔窍、关节的营养物质，如果津液缺乏则肌肤失养，孔窍关节不能通利；脾胃为后天之本，胃脾虚弱则不能消化五谷，从而不能输布津液以濡养肌肤，也就谈不上延年益寿。石斛具有养胃生津、滋阴清热等功能，市面上出现各类以铁皮石斛为原料加工而成的功能食品，深受人们喜爱，具有广阔的市场开发前景。

3. 食品

近年来，铁皮石斛的保健营养价值得到了重新发现，是天然、安全、保健营养品的较理想原料，国内外市场的需求量不断增大。广东省历来是保健品消费大省，随着人们生活水平的提高，铁皮石斛的需求量猛增，新鲜铁皮石斛成为珠三角地区大中城市居民传统药膳中的主要高档原料之一。铁皮石斛的食用方法很多，诸如清蒸石斛螺汤、红参石斛竹丝鸡、北沙参石斛汤、清肺生津汤、虫草铁皮枫斗汤、石斛牛肉粥、白芍石斛瘦肉汤、石斛决明冲剂、石斛珍珠鲍、石斛炖雪梨、石斛怀山水蛇汤、西洋参枫斗茶和铁皮石斛鲜吃等。

4. 其他

铁皮石斛尚可开发成各类饮料和日化用品，还可作为室内装饰的佳品。

（三）原产地（主产）、分布

铁皮石斛主要分布在云南的石屏、文山、思茅、富民、贡山、麻栗坡、西畴、广南等；广西的百色、金秀、平南、天峨、永福、西林、宜山、隆林、东兰、平乐、南丹、巴马、钟山等；贵州的独山、兴义、罗甸、江口、梵净山、荔波、三都等；浙江的鄞县、天台、仙居、临安、富阳、江山、金华等；安徽的大别山等；福建的宁化等；四川的雅安、峨眉、汉源、甘洛、金阳等；江西的井冈山、庐山等；广东的乳源、平远、饶平等；河南的信阳、商城等。

二、生物学特性

（一）形态特征

铁皮石斛为兰科石斛属多年附生草本植物，丛生不分枝。矮秆种茎直立、斜立，高秆种茎斜立，过长的茎下垂匍匐。圆柱形，铁青或灰绿色，长 10～50cm，最长达 102cm，粗 0.2～0.4cm，基部稍有光泽，节间长 1.5～3cm，具纵纹，节位深褐色环状明显，高秆硬脚种节环状较浅。上部茎节上有时生根芽，能长出高位新植株。叶片互生，无柄矩圆状披针形，叶片稍带肉质，二列；长 2～4 cm，宽 0.5～1.8cm，先端略钩转；叶片有绿色和茄红色，叶鞘灰白色，膜质具紫斑，老熟时其上缘与茎秆分离而张开，在节位留下 1 个环状铁青或褐色的间隙。花序生于具叶或无叶的老茎中上部，稍有香气，为总状花序，2～5 朵，最多达 8 朵，花序柄长 5～10 mm，花序轴回折状弯曲，长 2～4cm；花苞片干膜质，淡白色；萼片和花瓣形近相似，黄绿色，长约 1.6cm，宽 4～5 mm，先端锐尖；唇瓣白色卵状披针形，比萼片稍短，先端急尖，近上部中间有圆形紫色斑块，中下部两侧具紫红色条纹，边缘微波状；唇盘密布细乳突状的毛，蕊柱黄绿色，蕊柱基部带紫红色条纹；药帽白色，长卵状三角形，顶端近锐尖并且二裂；蒴果倒卵形，种子细小，量多，呈黄色粉末状。花期 4～6 月，果期 6～7 月。

（二）生长发育规律

每年 4～6 月开花，茎基部具有分蘖能力，生长环境适宜全年均可以分蘖新茎。一年生新茎下端萌生须根；二年生茎主要积累营养和孕花，伸长生长减慢，如水分、养分不足后期叶片黄化脱落，落叶后老茎不再萌生新叶，呈赤裸状。茎的基部或茎节在适宜的条件下能分蘖新芽，形成新的植株个体。

1. 营养生长

铁皮石斛移栽苗株丛生长良好与否，与其根的长短及多少紧密相关。根系长、健康、旺盛的，其茎粗、长，叶深绿、油亮；反之茎节细，叶子泛黄，植株长势差或叶片提早脱落。移栽苗根系的生长要在充分吸水后开始恢复活力，由灰白色变为淡绿色或嫩白色。铁皮石斛的生活根在 1 年中有 2 次明显的生长旺盛期，第 1 次在 3 月中旬至 6 月中旬，第 2 次在 9 月中旬至 11 月上旬。根生长旺盛时，生长部位相当明显，为嫩绿色，吸附栽培基质上，甚至一些根在表面分生叉根。小苗一般在移栽后 45 天分蘖长新芽，一年或多年生的植株每年都会从去年的茎节基部抽发笋芽，常以一母带一笋或多笋的生长发育方式来形成新的个体。

2. 开花结果

一般二年生的假鳞茎具有开花能力。铁皮石斛的开花期为每年 3 月～6 月，3 月底进入始花期，4 月初进入盛花期，每序 2～5 朵小花。5 月中下旬，陆续进入末花期。铁皮石斛从茎上部的节上抽出花序，出现花芽到开始开花，需要约 40 天，一个花序从始花到末花，花期为 10～13 天。开花后从茎基长出新芽并发育成新茎，老茎则逐渐皱缩，不再开花；新茎长至秋季开始进入休眠期，以利于越冬花芽的形成。铁皮石斛可挂果约 1 年。种子成熟期为 11 月至翌年 2 月份。未成熟种子白色，成熟种子淡黄色。通常在果皮出现黄色，未开裂前采收。

（三）对环境条件的要求

铁皮石斛为多年附生草本植物，野生铁皮石斛多数生长于亚热带、湿度较大，并有充足散射光的深山老林中。附生植物一般都具有树皮厚，多槽沟，并附有苔藓，蓄纳水分较多等特点。附生的岩石多数是悬崖峭壁，下临深潭，沟壑纵横，涧溪流经之处，石面常湿润，且附生有苔藓。石斛的根部分深入栽培基质，起固定和支持作用，并吸收水分和养分；另一部分是气生根，从多湿的空气中吸收水分。铁皮石斛具假鳞茎，鲜茎为青色，干则为金黄色。叶片呈长椭圆形，着生于茎节上。

植物资源的保存利用以及品质性状除受本身的遗传因素决定之外，还受生态条件影响，即环境与基因互作效应。如光照强度、湿度、温度等。

1. 温度

观察表明，铁皮石斛喜温暖、潮湿及阴冷的环境。气温过高或太低均不利于铁皮石斛生长，最适宜生长温度为20℃～28℃。根据对日气温15℃～35℃不同温度条件下对生长情况的观察，植株的生长速度随着温度由低到高呈"弱→强→弱"的变化规律。低于15℃时茎停止伸长。但大棚内连续1～2天出现短时极端低温2℃时刚移栽小苗不受寒害；连续数日出现极端高温38℃以上停止生长，植株出现褪绿，叶片变薄下垂，甚至出现叶缘浅黄灼伤的现象。

2. 湿度

铁皮石斛是气生根的兰科植物，环境空气湿度与其生长和品质关系更为密切。铁皮石斛的假鳞茎和叶片以蒸腾作用等方式散失水分，以维持体内水分循环及植株适宜的温度。大棚栽培夏季高温可以通过水分蒸腾散热，降低高温危害。另一方面，水分充足，光合作用形成的糖类化合物缩合困难，纤维素不易形成，使铁皮石斛细胞原生质更好的保持亲水的幼嫩状态，使植株的鲜叶在较长时期内保持鲜嫩而不衰老。同时生长环境较高的空气湿度，能促进叶绿素的形成，有利于铁皮石斛的生长和光合作用，提高生物产量和品质。否则，在低湿度条件下，呼吸作用增强，大量消耗有机物质，生命活动受阻，叶片褪绿，叶薄，甚至脱落，降低产量和品质。四年来的实践证明，适宜的水分供应能促进铁皮石斛的生长。生长处的年降雨量 1000mm 以上，空气相对湿度以 80％以上为适宜。

3. 光照强度

根据试验观察，光照太强或过弱，都利于铁皮石斛生长。光照强度的强弱还必须与温度高低，苗的龄期相配合。一般夏秋高温光照强度低些，低温可以适当高些。以环境温度 25℃左右，移栽后 3 个月的光照强度以 6000 ～ 8000lux 为宜，3 个月至半年以 8000 ～ 12000lux 为宜，半年至 1 年以 15000 ～ 18000lux，以后可以适当提高到 22000lux 为宜。因此，在夏季高温季节，通过内外覆盖遮阳网膜，不仅可降低棚内温度，而且可有效减少直射光的直接穿透，降低光照强度。冬季通过揭开遮阳塑膜，可以增加光照强度和棚内温度，促进铁皮石斛的生长。

4. 养分

铁皮石斛的生长需要适时适量地提供养分。一是氮、磷、钾等大量元素，还要提供硫、镁、锌等中微量元素。鉴于栽培基质提供的养分极少，因此营养成分必须在栽培过程中根据植株的生长状况及时提供。由于有机食品在生产过程中不允许使用化学合成的肥料，因此在栽培过程中，采取施用有机肥，如沼气液肥，一般浓度控制在 1000 ～ 1500 倍为宜，每半月施 1次，旺盛生长期施肥次数适当增加。基地在种植过程中，发现通过使用沼气液肥可以明显促进植株的生长，提高植株的抗逆力。且有兼治部分叶斑病的作用。

（四）适应性表现

基地通过近四年来的引种示范、种植试验，获得大规模连片人工种植成功。由于基地所处的地理纬度与云南铁皮石斛原生地相近，而且处于亚热带海洋性季风气候区，气候温暖，条件优越，冬无严寒，夏无酷暑。累年平均气温 21.6℃，月最高气温 7 月份 29.1℃，月最低气温 1 月份 13.4℃。累年平均雨量 1534.8mm，日夜温差大，非常适宜铁皮石斛的生长；同时通过模仿原生种的生态要求，采用了"内外遮阳塑膜大棚，架花床高密度无土基质栽培"方式的配套技术，铁皮石斛在棚内一年四季都能够生长（其中春、秋、冬三季为每年最适宜的生长季节），而且在冬季保持不落叶。比云南、浙江种植的营养生长期长，长势旺，早投产，产量高。

三、物种或品种类型

（一）正品

铁皮石斛为兰科石斛属铁皮石斛的鲜茎经加工成螺旋形干燥茎。《中华人民共和国药典》（2010 版）以正品收载。别名：老枫斗、西枫斗、白毛枫斗、结子斗。云南叫星节草，广西叫铁皮兰，浙江叫岩竹。主产在云南的罗平、师宗、文山；广西的西林、隆林、乐业；贵州的兴义、安龙、兴仁；浙江的乐清、丽水；安徽的霍山；湖北的老河口、神农架等地。

（二）混淆品

全国石斛属植物有 74 种 2 变种，包雪声等主编的《中国药用石斛彩色图谱》报道了药用石斛 51 种。周荣汉主编的《中药资源学》称："石斛属植物以云南所有的种为最多（共计 39 种），其次为贵州和广东（各有 28 种），再次是广西（有 24 种），台湾虽然面积较小，但由于它具有复杂的地形和气候，乃有 15 种之多。"

药用石斛的原植物非常复杂，经调查全国石斛类药材总结为 11 类：包括霍山石斛类、黄花石斛类、金钗石斛类、黄草石斛类、马鞭石斛类、环草石斛类、枫斗（耳环石斛）类、鲜石斛类、金黄泽类、圆石斛类、小瓜石斛类和有瓜石斛类。市售铁皮石斛商品紧缺，价格昂贵，常有上述类型石斛混入铁皮石斛销售。

（三）农家品种

由于铁皮石斛物种珍稀，具有独特的药用价值和保健功效，云南广南、广西环江、安徽、浙江等地均有研究铁皮石斛种植技术，然而目前浙江、云南、贵州不少石斛种植企业和药农，种植的大都是环草石斛、马鞭石斛、黄草石斛、金钗石斛等，真正的铁皮石斛较少。

现在市售铁皮石斛药材商品按产地不同可分为云南个旧基地、浙江森山基地、江苏吴江基地、广东饶平基地等几大产区。虽然都是铁皮石斛，但不同产地生态环境和栽培条件以及生产加工的方法不尽相同，所得药材商品的性状特征和品质有所区别，药材的形态、气味及化学成分含量也有一定的差异。

广东饶平铁皮石斛基地，由于其适宜的生态环境，以原产云南的珍贵濒危道地药材铁皮石斛为种原，运用现代农业技术和生物技术相结合，优质培育，合理管理，故使本基地的铁皮石斛在药材形色、气味以及临床疗效等方面明显优于其他产地的商品。

四、种植地

（一）种植地选择

按照铁皮石斛产地适宜性优化原则与其生态环境要求，研究不同环境下，光强度、温度、水质（包括酸碱度）、土壤矿质元素、光照长度等因素对铁皮石斛生长的影响，测定不同生境下所产化学成分（次生代谢产物），应用模糊数学方法量化表达不同生态因子对药材品质及产量的影响，筛选出影响药材产量和质量的主要因素，并据此在饶平建立铁皮石斛 GAP 基地。

广东省饶平县位于广东省最东端，与福建省相邻，居汕头、厦门两个经济特区之间，地处东经 116° 35′～117° 11′，北纬 23° 28′～24° 14′，属海洋副热带季风气候区，常年阳光充足，气候温和，季风明显，雨量充沛。年平均降雨量 1475.9mm，年平均气温 21.4℃，年平均日照 2140 小时，无霜期 349 天，能满足铁皮石斛生长发育的要求，是铁皮石斛种植的理想之地。饶平县依山傍海，地形复杂，垂直高差大，立体气候明显，生态环境呈现多样性，生态类型丰富，药材物种资源丰富，药材品质较好，发展中药材产业有着得天独厚的优势。

（二）种植地生态环境质量检测

按照《中药材生产质量管理规范（试行）》和有关规定要求，经潮州市环境监测保护局等单位，对该基地的大气、水质、土壤环境进行了采样检（监）测。其主要指标的检测结果与评价如下。

1. 空气环境质量

大气总悬浮微粒年平均值 0.12mg/L，二氧化硫 0.015mg/L，氮氧化物 0.012mg/L，二氧化氮 0.02mg/L，空气质量达到国家《环境空气质量标准》（GB3095-1996）的二级标准。

2. 灌溉用水质量

pH 值 6.2，悬浮物 50.0mg/L，化学耗氧量 1.4mg/L，5 天生化需氧量 0.2mg/L，挥发酚 0.001mg/L，氰化物 0.001mg/L，砷 0.004mg/L，汞 0.00005mg/L，六价铬 0.002mg/L，各项指标均达到国家《农田灌溉水质标准》（GB5084-1992）二级标准

3. 土壤环境质量

pH 值 6.5，镉 0.12mg/kg，汞 0.06mg/kg，砷 0.08mg/kg，铅未

检出，铬 2mg/kg，镍未检出，六六六未检出，DDT 未检出，各项指标均达到国家《土壤环境质量标准》（GB15618-1995）一级标准。

五、种植技术

铁皮石斛的繁殖方法分为有性繁殖和无性繁殖两大类，目前生产上主要采用无性繁殖方法。

（一）育苗技术

1. 育苗地选择

铁皮石斛为附生植物，附主对其生长影响较大。铁皮石斛是靠裸露在外的气生根在空气中吸收养分和水分，因此，铁皮石斛的载体是岩石、砾石或树干等。饶平基地选择荫棚栽培石斛，用砖或石砌成高 15cm 的高厢，将腐殖土、细沙和碎石拌匀填入厢内，平整，厢面上搭 100～120cm 高的荫棚进行铁皮石斛生产。

2. 育苗时间

根据不同的繁殖方法，最佳育苗时间也不尽相同。分株繁殖宜在春季或秋季进行，以 3 月底或 4 月初铁皮石斛发芽前为好；扦插繁殖宜在春季或夏季进行，以 5～6 月为好；高芽繁殖多在春季或夏季进行，以夏季为主；试管苗快繁则不受季节限制。

3. 育苗方法

（1）有性繁殖

即种子繁殖。铁皮石斛种子极小，每个蒴果约有 20000 粒，呈黄色粉末状，通常不发芽，只在养分充分、湿度适宜、光照适中的条件下才能萌发生长，一般需在组培室进行培养。不过，尽管铁皮石斛繁殖系数极高，但其有性繁殖的成功率极低。

（2）无性繁殖

①分株繁殖：选择长势良好、无病虫害、根系发达、萌芽多的一、二年生植株作为种株，将其连根拔起，除去枯枝和断

枝，剪掉过长的须根，老根保留 3cm 左右，按茎数的多少分成若干丛，每丛须有茎 4~5 枝，即可作为种茎。

②扦插繁殖：选取三年生生长健壮的植株，取其饱满圆润的茎段，每段保留 4~5 个节，长 15~25cm，插于砾石或河沙中，深度以茎不倒为度，待其茎上腋芽萌发，长出白色气生根，即可移栽。一般在选材时，多以上部茎段为主，因其具顶端优势，成活率高，萌芽数多，生长发育快。

③高芽繁殖：三年生以上的铁皮石斛植株，每年茎上都要萌发腋芽，也叫高芽，并长出气生根，成为小苗，当其长到 5~7cm 时，即可将其割下进行移栽。

④试管苗快速繁殖：可用种子、茎尖及茎节进行无菌培养。

种子培养。传统组培途径是：种子→原球茎→愈伤组织→丛生芽→生根苗。这种以种子为外植体，将种子在培养基萌发培养，利用种胚诱导原球茎并进一步形成小苗属于有性繁殖，易产生种性遗传变异。操作方法：取人工授粉的果实，用 75% 的酒精表面消毒，30 秒后再用 0.1% 升汞消毒 8 分钟，无菌水冲洗 4~5 次。在无菌操作下，把果实切成 0.1mm 方块，接种到培养基上，每瓶 3~5 块。N6 培养基对种子萌发和生长最好，蔗糖浓度 2% 最佳，NAA 浓度 0.2~0.5mm/L 最适合胚的萌发和生长，种子培养中加入椰乳对胚萌发和萌发后的初期生长起促进作用，而香蕉汁对继代培养中石斛的生根和壮苗起促进作用，生根和壮苗培养中不加入 NAA，只用 N6+10% 香蕉汁，苗长得更粗壮。培养温度 25℃~28℃，光照度 1600~2000lux，每日光照10~12 小时。种子萌发后，转管 3~4 次，当幼苗长出 4~5 片真叶并具有 3~4 条 1~2cm 长的根时，可将试管苗炼苗后移栽。

茎尖或茎节离体培养。选用优良单株，以无菌茎段（茎尖）作为组培外植体→愈伤组织→丛生芽→生根苗的育苗途径，确保优良母株的优良性状，提高种植品质。操作方法：在 2～4 月上旬，切取人工栽培的铁皮石斛未展叶新芽，流水冲洗 10～15 分钟，将外植体在超净工作台上用 75% 的酒精浸泡 45±5 秒后，再用质量百分比浓度为 1g/L 的氯化汞溶液、2～3 滴吐温 80 浸泡 8 分钟，无菌水冲洗 3 遍，用解剖刀剥除外部叶片，再放入质量百分比浓度为 1g/L 的氯化汞溶液、2～3 滴吐温 80 中浸泡 5 分钟，无菌水冲洗 3 遍，逐层剥去叶片直至露出生长点，接种到"1/2MS+6-BA 2mg/L +NAA 0.2 mg/L+2% 蔗糖"的固体培养基诱导腋芽发生，形成无菌苗；切取无菌体系幼苗的茎段或基部小组织块，在培养基（MS+6-BA 2mg/L+2，4-D 0.2 mg/L+2% 蔗糖）上诱导出愈伤组织；愈伤组织在分化增殖培养基（MS+6-BA 2mg/L +NAA 0.2 mg/L+2% 蔗糖）上增殖培养，快速分化增殖形成丛生芽；将小苗转接到生根培养基（1/2MS+IBA 0.8mg/L +NAA 0.1 mg/L+0.5% 活性炭）上诱导生根，培育出完整的植株。

4. 苗木管理

人工种植从试管苗到大田移栽的中间环节成为铁皮石斛生产发展的一大障碍，目前普遍存在试管苗移栽成活率低的问题。为提高移栽成活率，必须通过"炼苗"解决移栽这一栽培难题。该基地攻克了瓶苗移栽关键技术，试管苗直接移栽，成活率达 98%，45 天后分蘖长新芽达到 90% 以上，一年半可采收，技术水平达到国内领先。主要关键技术如下。

（1）移栽苗处理

选择壮苗，要求每丛 3～5 株，有 5 条以上根，5 片叶以上，0.3～0.5cm 以上粗，直茎高大于 4cm。出瓶前在自然环境下接受散射光和温度，适当通风透气，提高瓶苗的适应性。将幼苗从玻璃瓶中取出，洗净根部的培养基，浸蘸促根液，取出在阴凉干爽的地方风干，待根系脱水变白变硬有韧性，就可以移栽到花床上。

（2）种植床准备

移苗前将经浸泡去掉有毒、有害物质和病原菌的基料铺上花床，厚度8～10cm，整平，经常浇、淋水，使基料踏实，保湿，有利小苗移栽定植。

（3）分丛种植

将已阴干脱水的幼苗5株一丛，保护好根系，扒开植穴，适当舒展根系，回填基料。种植时轻轻提苗使根系向下舒展，边覆盖基质并轻轻按压，使根系与基质充分接触。

（4）移栽后的管理

要淋定根水，查苗时把倒伏小苗扶正，根部覆盖基料，及时喷水保湿，降低膜质叶的水分蒸腾率，增加叶片和根部的水分吸收。

（二）种植技术

1. 种植地选择与整地

建设高标准钢架结构大棚和钢架花床，棚顶设置活动天窗和双层活动遮阳网，有利于棚内温、湿、光度调节的"内外遮阳塑膜大棚，架花床高密度无土基质栽培"方式，营造铁皮石斛立地环境通、透、漏条件，促进小苗生长。移苗前将经浸泡去掉有毒、有害物质和病原菌的基料（树皮∶碎木块为1∶1组合，上覆1cm厚的水苔）铺上花床，厚度8～10cm，整平，经常浇、淋水，使基料踏实，保湿。

2. 种植时间

铁皮石斛栽种宜选在春（3～4月）、秋（8～9月）季栽种，春季栽种比秋季栽种更宜。此时，温湿度、日照、雨水等条件适宜，有利于刺激铁皮石斛茎基的腋芽迅速萌发，同时长出供幼芽吸收养分、水分的气生根，达到先根、后芽的生长目的。

秋季种植时利用秋天的适宜温度（适宜在小阳春前）引发根系生长，但根的质量、数量、长速都不及春季。在湿润条件满足、遮阴条件较好的地方，夏季亦可生长出一部分根、幼芽（表 1）。

表 1　不同季节移栽铁皮石斛成活率、发新萌芽情况

	调查序号	2008 年 3 月中旬～6 月中旬	2008 年 6 月中旬～9 月上旬（第三期）	2008 年 9 月中旬～11 月下旬（第三期）	2008 年 12 月～2009 年 3 月（第三期）	全年平均（%）
成活率（%）	1	100	96.7	98.6	99.6	/
	2	99.6	98	98.8	99.2	/
	3	99.8	100	100	99.4	/
	平均	99.8	98.2	99.1	99.4	99.13
发新芽率（%）	1	92.5	91.4	90.6	93.3	/
	2	94	86.8	88.2	91.4	/
	3	92	94.2	92.8	89.7	/
	平均	92.8	90.8	90.5	91.5	91.4
根系生长	1	发达	一般	发达	发达	
	2	发达	发达	一般	发达	
	3	发达	发达	发达	发达	

　　调查方法：①种植后约 2 个月，每个调查随机取棚二端及中间 3 个点，每点 10 横行计 110 丛，计算成活率和发蘖芽率。发芽率以丛有长丛芽或茎尖长新叶为发芽丛。②根系调查：每点随机挖 6 丛视察根部，吸水膨大，根尖伸长，长根比例。分为不发达、一般、发达、最发达四级描述。

3. 种植方法

（1）选择优质壮苗

　　组培快速育苗在同一瓶中出苗有大、中、小之分。大苗规格为有 4～5 条以上根，5 片以上叶，直茎粗 0.3cm 以上，高度大于 4cm；中苗规格为形小有根或很少，有明显的根、茎、叶之分；小苗规格为苗较小，根、茎、叶未全。这三类苗在最佳生长季节移栽成活率依次是高、中、低，但相差不是特别大，而与长高、长粗关系极为密切（表2）。这主要是大苗体内积存的有机物质和能量较多，适应外界的能力和抗逆性较强，移栽后恢复生命活动早，生长快。小苗则相反。

表2　试管苗大小对成活率和生长量的影响

苗型	成活率（%）	生长株最长（cm）	生长茎最粗（cm）
大苗	98.7	24.8	0.7
中苗	94.5	13.9	0.4
小苗	88.4	4.8	0.25

（2）荫棚栽培

组培苗出瓶第2天直接移栽定植，合理管理，移栽之后45天分蘖长新芽率达到90%以上，成活率95%以上。

4. 种植密度

铁皮石斛具有较明显的群体效应，丛栽效果比单栽好。株间距以（14～15）cm×13cm为宜，每亩控制在3.5万丛（17万株苗）。

5. 田间管理（淋水、除草、施肥、松土培土等）

铁皮石斛原生环境特殊，对生态条件要求苛刻，人工栽培必须应用生物工程技术和现代农业技术，模拟原生种的生态条件，营造能够满足铁皮石斛高度特化的生物学特性的立地环境。在建立高标准大棚及花床，并选择合理基质组合前提下，主要措施为以下几方面。

（1）适时喷水保湿

铁皮石斛膜质叶的水分蒸腾率和吸收水蒸气的能力都很强，大棚内空气湿度高时，生长最快。移栽前花床基质淋透水，移栽后喷足定植水，然后每天喷淋1次，增加空气中的相对湿度。

特别是移栽初期，根系未恢复吸收功能，空气湿度大，小苗通过膜质吸收水分有利于保持水分的收入与支出平衡，保证正常的生命活动。同时，根系也可吸收充足水分，恢复功能。根据田间调查，新移栽苗床基质保持湿度，10～15 天根尖见白生长，最长可达 1cm 左右，移栽后 10 天内过干燥，原根系干枯，另在茎基部重新长出气根。所以，铁皮石斛栽培整个生长过程必须水分充足，以促使细胞原生质更好地保持水灵的幼嫩状态，使茎、叶长期保持鲜嫩。同时，空气湿度高，能增加叶绿素的形成，有利于生长和光合作用，促进有机物质的形成，提高产量和品质。盛暑气温高达 30℃～35℃时，早、晚各喷水 1 次，以高湿度抵消高温对植株生长的危害。晴天，低温阴雨天气，则控制水分供给，防止烂根或病害。喷雾时注意补足花床二端和侧边位置。在喷水保湿基础上，隔 3～4 天，观察基料表面干白时，进行一次淋透水，直至水珠从花床下端漏出。这样有利于排除根系呼吸过程停留在基质中的有害气体。

用于淋洒和喷雾的水最好水源为泉水、河水，不能用井水。水的 pH 值以 4.4～5.5 为好。中性水和碱性水则生长恶化。

（2）合理施肥，满足生长需要

铁皮石斛是多年生草本植物，植株较小，耐肥能力较弱。栽培在木碎块、木屑、河沙基质上，由于基料本身缺乏铁皮石斛生长过程所需营养，而且木块、木屑纤维在腐化过程需消耗部分氮素，所以，栽培全过程必须平衡、稳定地供给外源营养，保证植株不停顿的营养生长。营养生长期长，茎、叶茂盛，则生物产量高。

施肥必须采取"勤施、薄施、适时、足量"的原则。以液态肥进行床面喷施，喷雾均匀至叶面滴水为止。幼苗移栽后 7～10 天开始第 1 次喷施，以后每隔 7 天施肥 1 次。

铁皮石斛整个生长周期以营养生长阶段为主，也是以营养生长的生物量获得栽培产量，所需养分以氮、磷、钾配合，氮肥偏多。氮不足时，蛋白质的合成缓慢，引起生长停止和叶发育不良。移栽苗前期的根本目的是促使根系发育良好、壮健，地上部茎叶浓绿，所以种植在氮素缺乏的基料上，小苗期所需要的主要是氮肥，施以氮、钾肥的小苗的主、侧根生长快。2个月后周期生长以氮、磷、钾复合肥为主，如"花多多"高氮专用肥或平衡肥。但全年施肥磷、钾肥用量不能过多，以免影响新芽、叶生长。可以适当增加氮肥施用，每7天1次，浓度为2‰水溶液。采收前2个月适当减少氮肥，增加磷、钾肥，减缓营养生长，促进有机物质积累。该基地目前按照有机食品生产要求，在生产过程杜绝人工合成的化学肥料，施肥种类为沼气液、EM菌和有机生物肥料。

（3）除草

一般情况下，铁皮石斛种植后每年除草2次，第1次在3月中旬至4月上旬，第2次在11月。除草时将长在铁皮石斛株间和周围的杂草及枯枝落叶除去则可。但在夏季高温季节，不宜除草，以免影响铁皮石斛正常生长。

（4）调节荫蔽度

铁皮石斛栽培中应注意荫蔽度的调节。荫棚栽培的铁皮石斛，冬季应揭开荫棚，使其透光，以保证铁皮石斛植株得到适宜的光照和雨露，利于更好生长发育。

（5）修枝

每年春季发芽前或采收铁皮石斛时，应剪去部分老枝和枯枝，以及生长过密的茎枝，以促进新芽生长。

（6）翻兜

铁皮石斛栽种5年以后，植株萌发很多，老根死亡，基质腐烂，病菌侵染，使植株生长不良，故应根据生长情况进行翻蔸，除去枯朽老根，进行分株，另行栽培，以促进植株的生长和增产增收。

六、主要病虫草害的防治

铁皮石斛生长发育过程中，一般来说病虫害较轻，通常出现的病虫害主要有：

（一）病害

1. 黑斑病

（1）病原

引起铁皮石斛黑斑病的病原菌为交链孢真菌中的西极链格孢。

（2）症状

发病初期叶片上呈现黑褐色小斑点，以后扩大成圆形黑褐色病斑，斑点周围呈放射状黄色，严重时病斑相连接成片，最后叶片枯黄脱落。

（3）发病规律

本病害常在初夏（3～5 月）发生。

（4）防治方法

及时清理病叶、落叶，减少病害侵染源；加强棚内通风条件。发病初期以 75% 百菌清 500～1000 倍液或 50% 多菌灵 500～1000 倍，70% 甲基托布津 500 倍三种药剂轮换使用，每 7～10 天喷 1 次，连续 3 次，早期防治效果较好。有机生产使用 EM 菌、生物农药及沼气液可减少病害发生。

2. 猝倒病

（1）病原

引起铁皮石斛猝倒病的病原菌为丝核菌。

（2）症状

主要发生在组培苗移栽苗床后，由于苗弱小，茎叶嫩，种植棚内温度高，湿度大，通风差，引发猝倒病，初期小苗叶基糜烂，以后扩至整株糜烂断头，严重时组培苗成片糜烂致死。

（3）发病规律

病菌以卵孢子或菌丝在土壤中及病残体上越冬，并可在土壤中长期存活。主要靠雨水、喷淋传播，带菌的有机肥和农具也能传病。病菌在土温15℃～16℃时繁殖最快，适宜发病地温为10℃，故早春苗床温度低、湿度大时较易发病。光照不足，播种过密，幼苗徒长往往发病较重。浇水后积水处或薄膜滴水处，最易发病而成为发病中心。

（4）防治方法

于病害始见时开始施药剂防治，间隔7～10天。一般防治1～2次，并及时清除病株及邻近病土。可选用75％百菌清可湿性粉剂800倍液，为减少苗床湿度，应在上午喷药。

以该基地为例，2007年11月28日种植11715丛小苗，12月10日发现少量植株发病，病症发生迅猛。12日病丛1015丛占8.66％；13日喷了75％百菌清800倍液，病丛102丛占0.87％；14日病丛50丛，占0.42％；15日病丛5株，占0.04％。说明得到了较好的防治效果。

（二）虫害

1.蜗牛

（1）病原

属腹足纲，柄眼目。别名非洲蜗牛、菜螺、花螺等。

（2）危害

本害虫主要在夜间啃食新芽叶肉或幼嫩根部，使植株生长受阻。

（3）发生规律

梅雨季阴雨连绵时虫害比较严重。该虫害一年之内可多次发生，常在日落后 2～3 小时和阴雨天出来活动。

（4）防治方法

少量时可以夜间捕杀。大量发生时，用 90％敌百虫 1000 倍液或用麸皮拌敌百虫，撒在害虫经常活动的地方进行毒饵诱杀；在栽培床及周边环境撒生石灰、饱和食盐水；注意栽培场所的清洁卫生，枯枝败叶要及时清除场外。

2．金龟子

（1）病原

属昆虫纲鞘翅目，别名铜绿丽金龟子、青金龟子。

（2）危害

金龟子的幼虫生活在土中，危害根部，成虫子以嫩芽、叶为食。

（3）发生规律

主要危害期为 4～6 月。

（4）防治方法

人工捕杀，利用成虫的假死性，在成虫活动盛期，于早、晚检查捕杀。利用其有趋光特性，采用灯光诱杀成虫。幼虫期施用毒饵诱杀。

（三）关于农药的研究试验

该基地使用的农药均符合中药材 GAP 农药使用的要求。施农药的产品经潮州市农产品质量监督检验测试中心检测，符合《食品中农药最大残留限量》（GB2763—2005），见表 3。

表3 潮州市农产品质量监督检验测试中心检测结果

No：R0902006

样品名称	铁皮石斛	样品原号	——	检验日期	2009-03-02~2009-03-05
项目名称	单位	标准要求值	实测数据	检测标准或方法	单项判定
甲胺磷	mg/kg	≤ 0.05	未检出	NY/T 761-2008	合格
甲拌磷	mg/kg	≤ 0.01	未检出	NY/T 761-2008	合格
对硫磷	mg/kg	≤ 0.01	未检出	NY/T 761-2008	合格
氧化乐果	mg/kg	≤ 0.01	未检出	NY/T 761-2008	合格
乐果	mg/kg	≤ 0.5	未检出	NY/T 761-2008	合格
敌百虫	mg/kg	≤ 0.1	未检出	NY/T 761-2008	合格
氯氰菊酯	mg/kg	≤ 0.5	未检出	NY/T 761-2008	合格
百菌清	mg/kg	≤ 5	0.15	NY/T 761-2008	合格
六六六	mg/kg	≤ 0.05	未检出	NY/T 761-2008	合格
水胺硫磷	mg/kg	≤ 0.01	未检出	NY/T 761-2008	合格
DDT	mg/kg	≤ 0.05	未检出	NY/T 761-2008	合格

注：未检出的最低检出限为 0.01mg/kg。

七、采收加工

（一）采收

1. 采收年限

野生铁皮石斛全年均可采收，以秋后采收的质量为佳。人工栽培铁皮石斛通常于栽培 3 年后陆续采收。该基地栽培 1 年半就可采收（表 4）。

2. 采收时间

一年四季均可采收。传统上，采收都在产量最高时进行，但考虑到多个因素，除考虑生物产量的同时，更重要的要看其有效成分何时达到积累高峰，所以适宜的采收期应在冬末春初植株萌芽前收获的为佳。此时，铁皮石斛枝茎坚实饱满，含水量少，干燥率高，加工质量好。

3. 采收方法

采收时，用剪刀或镰刀从茎基部将老植株（已封顶自剪的茎条）剪下来，剪口位置在茎基部第二节，注意采老留嫩，使留下的嫩株继续生长，以便来年连续收获，达到 1 年栽种，多年受益之目的。

表 4　铁皮石斛产量实测结果

	每㎡采收情况				带叶鲜重（g）		去叶后鲜茎重（g）		
	实际采收丛数	占种植丛数	采收鲜条（条）	平均（条/丛）	小计重	平均条重	小计重	平均条重	折合亩鲜茎产量（kg）
1	37	71	115	3.1	1495	13	730	6.5	486
2	39	75	118	3	1652	14	780	6.6	519
3	36	69	127	3.5	1524	12	701	5.5	466
4	38	73	156	4.1	1872	12	842	5.4	561
5	41	78	139	3.4	1533	11	736	5.2	490
平均	38.2	73.2	131	3.42	1615.2	12.4	757.8	5.8	504.4

注：（1）调查点为第一期大棚地栽区，种植时间 18～20 个月，种植规格 12.7cm×15cm，亩种 3.5 万丛。（2）随机圈 5 个点，每点面积 1m²，对达规格茎条采剪称重。部分茎条当年可继续采收，暂未计入。

（二）初加工

加工方法因产地和种类不同而异。一般认为铁皮石斛以鲜用为好，因加工成商品后，其所含化学成分易受损失和破坏。其生物碱含量随储藏时间的增加而降低，据报道，储存 15 年的铁皮石斛商品的总生物碱含量由 0.92% 降至 0.14%。但鲜品难以保存和运输，故除鲜用外，还必须进行加工。

铁皮石斛入药应用一般分为鲜石斛和干石斛两大类。

1. 鲜石斛加工

采回的鲜石斛不去叶及须根，直接供药用，或将采回的铁皮石斛除去须根和枝叶，用湿沙储存备用，也可平装竹筐内，盖以蒲席储存，但注意空气流通，忌沾水而致腐烂变质。

2. 干石斛加工

（1）水烫法

将鲜石斛除去叶片及须根，在水中浸泡数日，使叶鞘质膜腐烂后，用刷子刷去茎秆上的叶鞘质膜或用糠壳搓去质膜。晾干水气后烘烤，烘干后用干稻草捆绑，盖好竹席，使不透气，再进行烘烤，火力不宜过大，而且要均匀，烘至七八成干时，再搓揉 1 次并烘干，取出喷少许沸水，然后顺序堆放，用草垫覆盖好，使颜色变成金黄色，再烘至全干即成。

（2）热炒法

将上述依法净制后的鲜石斛置于盛有炒热的河沙锅内，用热沙将石斛压住，经常上下翻动，炒至有微微爆裂声，叶鞘干裂而翘起时，立即取出放于木搓衣板上反复搓揉，以除尽残留叶鞘，用水洗净泥沙，在烈日下晒干，夜露之后于次日再反复搓揉，如此反复 2～3 次，使其色泽金黄，质地紧密，干燥即得。

（3）"枫斗"加工

分为原料整理、低温烘焙、卷曲加扎和产品干燥四道工序，具体操作：将铁皮石斛拣净枯草和杂质，除去叶片，分出单株，留下 2 条须根，然后把株茎剪成 5 ~ 8cm 长一段，洗净，晾干水分，放入干净的铁锅内炒至变软，趁热搓去叶鞘，置通风处晾 1 ~ 2 天，再放在有细孔眼的铝皮盘内，用炭火加热，并随手将其扭成弹簧状或螺旋形，如此多次。定型后，烘至足干即得。加工后将带有须根和不带须根的成品分开处置。习称"耳环石斛"或"枫斗"。在加工过程中，要将多余的细根除去，只留两根，称为"龙头"；并要完好地保留茎末细梢，称为"凤尾"。

八、留种技术

根据铁皮石斛种质特性，其种质资源的保存方法主要以就地保存和离体保存较为适合。

（一）种子的采集与处理

采集铁皮石斛果期的种子，使用定量变性硅胶脱水，使种子的含水量降到 8% ~ 18%，直接投入液氮中，经低温保存后，40℃水浴上快速解冻，种子萌发率为 92% ~ 95%，与未经冷冻的种子萌发率一致，并生长成正常植株。这种超低温保存方法为铁皮石斛种质的长期保存提供了新的途径，建立铁皮石斛种质资源库。

（二）组织培养进行植物种质保存

1. 抑制细胞生长保存种质

在植物组织培养中，通常可采用控制培养基成分和培养温度等条件，使其细胞生长速度受到抑制而达保护种质的目的。如在培养基中加入生长减速剂（如脱落酸等）或一些具有细胞渗透效应的成分（如甘露醇、山梨醇及矮壮素等），则对保存组织有十分明显的效果。应用低温及降低空气压力与氧气含量，也能抑制细胞生长速度，亦是一种简易而可行的措施。一般规律是，凡温带作物培养物在0℃～5℃保存即可，而热带作物可在15℃～20℃下保存。

2. 超低温保存种质

将植物细胞或组织培养物等保存在–196℃的液氮中，进行超低温保存则可有效地保护种质。在其保存过程中，细胞的代谢活动完全停止，排除了储存期间产生遗传变异的可能性，并能很好地保持其形态发生的潜能。一般采用复合成分冰冻保护剂，如用2.5% DMSO、10%聚乙二醇（分子量6000）、5.0%蔗糖及0.3%氯化钙的复合液做植物愈伤组织的超低温贮存冰冻保护剂，存活率可达90%以上乃至100%。

（三）留种田管理

就地保护策略是保存植物近缘种的最佳途径，在这种保存方式下，植物不会因生长环境改变而造成人为的改变，这对于类似铁皮石斛对生态环境极为敏感的植物而言，在原有生态环境条件下就地保存，可保证种质资源在原生态环境存活生长，以保留不同生态型种原，实现铁皮石斛的可持续利用。选用生长健壮、无病虫害的植株作为良种苗栽种至留种田中，专人负责田间管理，不予采收，保证种质资源良好生长。

九、质量标准及检测

（一）性状

1. 干铁皮石斛

呈圆柱形的段，长短不等，以色金黄，有光泽、质柔韧，无泡秆，无枯朽糊黑，无膜皮、根苑者为佳。

2. 鲜铁皮石斛

以有茎有叶，茎色青绿或黄绿，叶草质，气清香，折断有黏质，无枯枝败叶，无沤坏、泥沙、杂质为合格；以色青绿或黄绿，气清香，肥满多汁，咬之发黏者为佳。

3. 铁皮"枫斗"

呈螺旋形或弹簧状，通常为 2～6 个旋纹，茎拉直后长 3.5～8cm，直径 0.2～0.4cm。表面黄绿色或略带金黄色，有细纵皱纹，节明显，节上有时可见残留的灰白色叶鞘；一端可见茎基部留下的短须根。质坚实，易折断，断面平坦，灰白色至灰绿色，略角质状。气微，味淡，嚼之有黏性。

（二）鉴别

1. 横切面

表皮细胞 1 列，扁平，外壁及侧壁稍增厚、微木化，外被黄色角质层，有的外层可见无色的薄壁细胞组成的叶鞘层。基本薄壁组织细胞多角形，大小相似，其间散在多数维管束，略排成 4～5 圈，维管束外韧型，外圈排列有厚壁的纤维束，有的外侧小型薄壁细胞中含有硅质块。含草酸钙针晶束的黏液细胞多见于近表皮处。

2. 理化鉴别

取本品粉末 1g，加甲醇 50ml，超声处理 30 分钟，滤过，滤液蒸干，残渣加水 15ml 使溶解，用石油醚（60℃～90℃）洗涤 2 次，每次 20ml，弃去石油醚，水液用乙酸乙酯洗涤 2 次，每次 20ml，弃去洗液，用水饱和的正丁醇振摇提取 2 次，每次 20ml，合并正丁醇液，蒸干，残渣加甲醇 1ml 使溶解，作为供试品溶液。另取铁皮石斛对照药材 1g，同法制成对照药材溶液。照薄层色谱法试验，吸取上述两种溶液各 2～5μl，分别点于同一聚酰胺薄膜上，使成条状，以乙醇 - 丁酮 - 乙酰丙

酮 - 水（15∶15∶5∶85）为展开剂，展开，取出，烘干，喷以三氯化铝试液，在105℃烘约3分钟，置紫外光灯（365nm）下检视。供试品色谱中，在与对照药材色谱相应的位置上，显相同颜色的荧光斑点。

（三）检查

1. 杂质

按照《中华人民共和国药典》（2010年版，一部）附录ⅨA杂质检查法测定，不得超过1%。

2. 水分

按照《中华人民共和国药典》（2010年版，一部）附录ⅨH第一法测定，不得超过12%。

具体方法：铁皮石斛新鲜药材剪成不超过3mm的小段，取1g平铺于干燥至恒重的扁形称瓶中，精密称定，打开瓶盖在105℃干燥5小时，将瓶盖盖好，移置干燥器中，冷却30分钟，精密称定重量，再在上述温度干燥1小时，冷却，称重，至连续2次称重的差异不超过5mg为止。根据减失的重量，计算供试品中含水量（表5）。

表5　本基地不同品种鲜铁皮石斛水分含量（%）

品种	T1	T2	T3	T4	T5
含水量%	84.28	85.30	85.65	83.66	88.72

3. 总灰分

按照《中华人民共和国药典》（2010年版，一部）附录ⅨK灰分测定法测定，不得超过6.0%。

4. 酸不溶性灰分

按照《中华人民共和国药典》（2010年版，一部）附录

Ⅸ K 酸不溶性灰分测定法测定，不得超过 1.0%。

5. 重金属残留量

经潮州市农产品质量检验测试中心检测，由香港有机认证中心《有机农户认定证书》（QIC062）对产品进行安全测试，按本规程生产的铁皮石斛商品中重金属残留量均符合国家有关规定，结果见表 6。

6. 有机氯农药残留量

经潮州市农产品质量检验测试中心检测，由香港有机认证中心《有机农户认定证书》（QIC062）对产品进行安全测试，按本规程生产的石斛商品中的六六六（BHC）、滴滴涕（总DDT）、敌百虫等均未检出，均符合国家有关规定，见表 6。

表 6　基地铁皮石斛农药及重金属残留量检测结果

分析项目	检测结果（mg/kg）	检测方法
氰戊菊酯	<0.05	GB/T 5009.110-2003
百菌清	<0.05	GB/T 5009.105-2003
辛硫磷	<0.1	GB/T 5009.20-2003
敌百虫	<0.1	GB/T 5009.20-2003
五氯硝基苯	<0.05	GB/T 5009.110-2003
Cd	<0.1	GFAAS（GB/T 5009.15-2003 第一法）
Pb	<0.5	GFAAS（GB/T 5009.12-2003 第一法）
Cu	<5	FAAS（GB/T 5009.13-2003 第一法）
无机砷	<0.1	原子荧光光度法（GB/T 5009.11-2003）
Hg（汞）	<0.1	GB/T 15337-1993

（四）浸出物

1. 水溶性浸出物测定

分别取不同品种铁皮石斛鲜品，剪成不超过 3mm 的小段，研碎，精密称取 2.0g，置 250ml 的锥形瓶中，精密加水 100ml，密塞，称定重量，静置 1 小时后，连接回流冷凝管，加热至沸腾，并保持微沸 1 小时。放冷后，取下锥形瓶，密塞，再称定重量，用水补足减失的重量，摇匀，用干燥滤器滤过，精密量取滤液 25 ml，置于已干燥至恒重的蒸发皿中，在水浴上蒸干后，于 105℃干燥 3 小时，移置干燥器中，冷却 30 分钟，迅速精密称定重量，计算供试品中水溶性浸出物的含量，结果见表 7。

2. 醇溶性浸出物测定

按照《中华人民共和国药典》（2005 年版，一部）附录 X A 热浸法测定，以 95％乙醇替水为溶剂，不得少于 6.5％，结果见表 7。

表 7　本基地不同品种鲜铁皮石斛的浸出物含量

品种	水溶性浸出物（％）		醇溶性浸出物（％）	
	（以鲜品计）	（以干品计）	（以鲜品计）	（以干品计）
T1	3.59	22.84	1.50	9.58
T2	4.20	28.58	1.42	9.65
T3	4.06	28.32	1.30	9.04
T4	5.52	33.78	1.75	10.72
T5	5.66	50.17	2.29	19.76

（五）化学成分

1. 一般化学成分

铁皮石斛中富含石斛多糖、石斛碱、氨基酸等多种生物活性成分以及钾、钙、镁、锰、钛、铜等矿物质和微量元素，其中石斛多糖的含量高达 22％，谷氨酸、天冬氨酸、甘氨酸占总氨基酸含量的 35％。此外，铁皮石斛还含有特殊的菲类、联苄、酮、酯类以及黏液质、淀粉等化合物。

铁皮石斛茎中生物碱含量约 0.3％，已鉴定结构的有：石斛碱（dendrobine），石斛胺 [（6- 羟基石斛碱），dendramine]，石斛次碱（nobilonine），石斛星碱 [（石斛醚碱）dendroxine]，石斛因碱（dendrin），6- 羟基石斛星碱（6-hydroxy-dendroxine），石斛宁碱（shihunin），石斛宁定（shihunidine），以及季铵盐 N- 甲 基 石 斛 碱（N-methyl-dendrobium），8- 表 石 斛 碱（8-epidendrobine）等。

鲜石斛茎含挥发油，其中二萜化合物迈诺醇（manool）占50％以上。

2. 有效成分含量测定

①对照品储备液的制备：精密称取经 105℃干燥至恒重的无水葡萄糖适量，置 50ml 容量瓶中（1mg/mL），加水定容至刻度，混匀，置 4℃冰箱保存备用。

②对照品稀溶液的配置：分别取上述对照品储备液 0.5ml、1ml、2ml、4ml、6ml、8ml、10ml 置 10ml 容量瓶中，加水稀释后，混匀，备用。

③供试品溶液的制备：取铁皮石斛鲜品，剪成不超过 3mm的小段，研碎，精密称取 4g，加水 40ml 提取 2 次，继续加水10ml 提取 1 次，每次 1 小时，滤过，残渣加热水洗涤，合并滤液及洗涤液，定容至 100ml，混匀，备用。

④总糖供试品溶液的制备：精密量取上述供试品溶液 5ml，置 25 ml 量瓶中　加盐酸（1 → 2）10 ml，置沸水浴中 40 分钟，取出放冷后，加 40％氢氧化钠溶液调 pH 至中性，冷却至室温，加水稀释后摇匀，备用。

⑤样品测定：精密量取上述对照品稀溶液、供试品溶液（测还原糖）、总糖供试品溶液及空白溶液各 2ml 分别置 25ml量瓶中，各加入 DNS 试液 6ml，摇匀，置沸水浴中加热 15 分

钟，取出，立即放入水中冷却 30 分钟，加水至刻度，摇匀，照分光光度法［《中华人民共和国药典》（2005 年版，一部）附录ⅤA］在 520nm 波长处分别测定吸收度，得到标准曲线线性回归方程，根据回归方程计算还原糖及总糖的含量，总糖于还原糖含量作差即得水溶性多糖的含量。

还原糖％＝【（还原糖 × 样品稀释倍数）/（样品重 × 1000）】×100

总糖％＝【（总糖量 × 样品稀释倍数）/（样品重 × 1000）】×100

水溶性多糖％＝总糖％ – 还原糖％

结果：铁皮石斛饶平基地产品经广州中医药大学测试，铁皮石斛总多糖含量平均 22.89％，最高达到 29.19％，比国内其他地域产品总多糖含量高（见表 8、9）。

表 8 该基地铁皮石斛产品总多糖含量参照（％）

品种	总糖（鲜品）	总糖（干品）	水溶性多糖（鲜品）	水溶性多糖（干品）
T1	3.48	22.14	2.79	17.76
T2	4.42	30.09	3.52	23.92
T3	4.17	29.03	3.37	23.45
T4	5.85	35.81	4.75	29.19
T5	3.12	27.61	2.27	20.15

表 9 各地铁皮石斛产品总多糖含量参照

产地	外地 8 种不同地域样品分析结果								
	广西	浙江雁荡	广东	湖南	江西	福建	浙江富阳	云南	平均
干品总多糖（％）	17.36	25.56	16.54	22.47	18.32	23.65	24.77	27.12	21.97

十、包装储藏及运输

（一）包装

鲜铁皮石斛传统上用竹篓包装。生产上采用无污染、无破损、干燥、洁净的，内衬防潮纸的纸箱或木箱等容器包装。干铁皮石斛，一般按 40~50kg 打包成捆，用无毒、无污染材料严密包装，在包装前应检查是否充分干燥、有无杂质及其他异物。所用包装均应符合药用包装标准，并在每件包装上注明品名、规格、等级、毛重、净重、产地、批号、执行标准、生产单位、生产日期等，并附有质量合格的标志。

（二）储藏

鲜品应置于阴凉潮湿处，防冻。铁皮石斛存储仓库要通风、干燥、透光，最好有空调及除湿设备，铁皮石斛入库前应按药品监管部门要求对仓库进行消毒处理。并注意防虫防鼠措施，防止虫蛀、霉变、腐烂等。

（三）运输

铁皮石斛批量运输时，不应与其他有毒有害物质混装，运输中保持干燥，遇阴雨天时要严密防潮。有条件者可按标准箱设计入箱贮运。

附录3 铁皮石斛规范化生产标准操作规程（SOP）

1. 总则

1.1 为保证中药材质量，促进中药标准化、现代化，依据铁皮石斛药材的生长特点和国家食品药品监督管理局《中药材生产质量管理规范》（试行）的要求，制订本标准操作规程（SOP）。

1.2 本规程的内容包括总则、产地自然条件、育苗、移栽与田间管理、病虫害防治、采收与加工、质量标准、包装、运输及储藏、人员和设备、文件管理等，是铁皮石斛药材生产和质量管理的具体操作方法。

1.3 生产者应运用标准操作规程管理和质量监控手段，保护生态环境，坚持"最大持续量"原则，实现资源的可持续利用。

1.4 本规程适用于铁皮石斛的种植地。

1.5 引用标准

下列文件中被本标准引用的条款则成为本标准的条款。

1.5.1 GB3095-1996 国家环境空气质量标准

1.5.2 GB5084-1992 国家农田灌溉水质标准

1.5.3 GB15618-1995 国家土壤环境质量标准

1.5.4 国家食品药品监督管理局《中药材生产质量管理规范》（试行）

1.5.5 国家科技部生命科学技术发展中心《中药材规范化种

植研究项目实施指导原则及验收标准》

1.5.6 国家对外贸易经济合作部《药用植物及制剂进出口绿色行业标准》

1.5.7《中华人民共和国药典》（2010 年版，一部）

1.6 **定义**

1.6.1 GAP 即英文 Good Agriculture Practice 的缩写，此处指中药材生产质量管理规范。

1.6.2 SOP 即英文 Standard Operation Procedure 的缩写，此处指中药材规范化生产标准操作规程。

1.6.3 最大持续量指不危害生态环境，可持续生产（采收）的最大产量。

1.6.4 生物肥料是利用生物活体或生物代谢过程中产生的具有生物活性的物质，或从生物体提取的物质作为提高作物产量和品质的肥料。

1.6.5 生物源农药是利用生物活体或生物代谢过程中产生的具有生物活性的物质，或从生物体中提取的物质作为防治作物病虫害的农药。

1.6.4 质量标准是对药材的质量规定和检验方法所作的技术规定。

2. 产地自然条件

2.1 **铁皮石斛原产于安徽、云南、广西、广东、贵州、西藏等地，目前栽培区域主要有广东、云南、浙江、安徽等地。**

2.2 **根据铁皮石斛的生物学特性，结合传统的生产实践经验，对生态环境的要求为：**

2.2.1 温度：生长适宜温度 20℃～28℃，15℃以下停止生长，短时低温 2℃时不受寒害，持续低温及雪冻均会导致死亡，要做好防寒措施；连续高温38℃以上停止生长，植株出现褪绿，叶片变薄下垂，甚至出现叶缘浅黄灼伤的现象，要做好避暑措施。

2.2.2 光照：光照强度对铁皮石斛的生长和繁殖都有较大影响，光照强度过低造成植株生长纤弱，光照强度过高则抑制植株生长，严重时导致茎叶枯黄。以环境温度25℃左右，移栽后3个月的光照强度以6000～8000lux为宜，3个月至半年以8000～12000lux，半年至1年根据苗长势可以15000～18000lux，以后可以适当提高到22000lux。

2.2.3 水分：对水分很敏感，水分不足导致生长受抑制，水分过多也会使其根部腐烂，甚至整株死亡。相对湿度控制在80%左右。

2.2.4 土壤：要求排水良好，疏松肥沃，保水、保肥能力强的基质。

2.3 铁皮石斛的气候条件

广东省饶平县地处东经116°35′～117°11′，北纬23°28′～24°14′，属海洋副热带季风气候区，常年阳光充足，气候温和，季风明显，雨量充沛。年平均降雨量1475.9mm，年平均气温21.4℃，年平均日照2140小时，无霜期349天，能满足铁皮石斛生长发育的要求，是铁皮石斛种植的理想之地。

2.4 环境质量

2.4.1 环境空气达到《国家环境空气质量》GB3095-1996二级以上标准。

2.4.2 灌溉水达到《国家农田灌溉水质标准》GB5084-1992二级以上标准。

2.4.3 土壤环境达到《国家土壤环境质量》GB15618-1995二级以上标准。

3. 育苗

3.1 栽培品种：铁皮石斛 *Dendrobium candidum* Wall.ex Lindl.

3.2 选地与整地

搭建高标准钢架结构大棚和钢架花床，棚顶设置活动天窗和双层活动遮阳网，选择树皮：碎木块为 1∶1 组合，上覆 1cm 厚的水苔作为栽培基质，营造铁皮石斛立地环境通、透、漏条件。

3.3 繁殖方法：采用试管苗快速繁殖

3.3.1 种子培养：种子→原球茎→愈伤组织→丛生芽→生根苗。

取人工授粉的果实，用 75％的酒精表面消毒，30 秒后再用 0.1％升汞消毒 8 分钟，无菌水冲洗 4～5 次。在无菌操作下，把果实切成 0.1mm 方块，接种到培养基上，每瓶 3～5 块。N6 培养基对种子萌发和生长最好，蔗糖浓度 2％最佳，NAA 浓度 0.2～0.5mg/L 最适合胚的萌发和生长，种子培养中加入椰乳对胚萌发和萌发后的初期生长起促进作用，而香蕉汁对继代培养中石斛的生根和壮苗起促进作用，生根和壮苗培养中不加入 NAA，只用 N6+10％香蕉汁，苗长得更粗壮。培养温度 25℃～28℃，光照度 1600～2000lux，每日 10～12 小时。种子萌发后，转管 3～4 次，当幼苗长出 4～5 片真叶并具有 3～4 条 1～2cm 长的根时，可将试管苗炼苗后移栽。

3.3.2 茎尖或茎节离体培养：选用优良单株，以无菌茎段（茎尖）作为组培外植体→愈伤组织→丛生芽→生根苗。

操作方法：在 2～4 月上旬，切取人工栽培的铁皮石斛未展叶新芽，流水冲洗 10～15 分钟，将外植体在超净工作台上用 75％的酒精浸泡 45±5 秒后，再用 1g/L 的氯化汞溶液、2～3 滴吐温 80 浸泡 8 分钟，无菌水冲洗 3 遍，用解剖刀剥除外部叶片，再放入 1g/L 的氯化汞溶液、2～3 滴吐温 80 中浸泡 5 分钟，无菌水冲洗 3 遍，逐层剥去叶片直至露出生长点，接种到"1/2MS+6-BA 2mg/L +NAA 0.2mg/L+2％蔗糖"的固体培养基诱导腋芽发生，形成无菌苗；切取无菌体系幼苗的茎段或基部小组织块，在培养基（MS+6-BA 2mg/L +2，4-D 0.2mg/L+2％蔗糖）上诱导出愈伤组织；愈伤组织在分化增殖培养基（MS+6-BA 2mg/L +NAA 0.2mg/L+2％蔗糖）上增殖培养，快速分化增殖形成丛生芽；将小苗转接到生根培养基（1/2MS+IBA 0.8mg/L +NAA 0.1mg/L+0.5％活性炭）上诱导生根，培育出完整的植株。

3.3.3 选择优质壮苗：组培快速育苗在同一瓶中出苗有大、中、小之分。宜选健壮大苗，规格为有 4～5 条以上根，5 片以上叶，直茎粗 0.3cm 以上，高度大于 4cm。这主要是大苗体内积存的有机物质和能量较多，适应外界的能力和抗逆性较强，移栽后恢复生命活动早，生长快。

3.3.4 幼苗的出瓶、移栽与管理

①移栽苗处理：选择壮苗，要求每丛 3～5 株，有 5 条以上根，5 片叶以上，0.3～0.5cm 以上粗，直茎高大于 4cm。出瓶前在自然环境下接受散射光和温度，适当通风透气，提高瓶苗的适应性。将幼苗从玻璃瓶中取出，洗净根部的培养基，浸蘸促根液，取出在阴凉干爽的地方风干，待根系脱水变白变硬有韧性，就可以移栽到花床上。

②种植床准备：移苗前将经浸泡去掉有毒、有害物质和病原菌的基料铺上花床，厚度 8～10cm，整平，经常浇、淋水，使基料踏实，保湿。有利小苗移栽定植。

③分丛种植：将已阴干脱水的幼苗 5 株一丛，保护好根系，扒开植穴，适当舒展根系，回填基料。种植时轻轻提苗使根系

向下舒展，边覆盖基质并轻轻按压，使根系要与基质充分接触。株间距以（14～15）cm×13cm 为宜，每亩控制在 3.5 万丛（17 万株苗）。

④移栽后要淋定根水，查苗把倒伏小苗扶正，根部覆盖基料，及时喷水保湿，降低膜质叶的水分蒸腾率，增加叶片和根部吸收水分。

4. 田间管理

4.1 适时喷水保湿

移栽前花床基质淋透水，移栽后喷足定植水，然后每天喷淋 1 次，增加空气中的相对湿度，特别是移栽初期。同时铁皮石斛栽培整个生长过程必须水分充足。盛暑气温高达 30℃～35℃时，早、晚各喷水 1 次，以高湿度抵消高温对植株生长的危害。晴天，低温阴雨天气，则控制水分供给，防止烂根或病害。喷雾时注意补足花床二端和侧边位置。在喷水保湿基础上，隔 3～4 天，观察基料表面干白时，进行 1 次淋透水，直至水珠从花床下端漏出。这样有利于排除根系呼吸过程停留在基质中的有害气体。

用于淋洒和喷雾的水最好水源为泉水、河水，不能用井水。水的 pH 值以 4.4～5.5 为好。中性水和碱性水则生长恶化。

4.2 合理施肥

施肥必须采取"勤施、薄施、适时、足量"的原则。以液态肥进行床面喷施。喷雾均匀至叶面滴水为止。幼苗移栽后 7～10 天开始第 1 次喷施，以后每隔 7 天施肥 1 次。施肥种类以沼气液、EM 菌和有机生物肥料为主。

铁皮石斛整个生长周期以营养生长阶段为主，也是以营养生长的生物量获得栽培产量，所需养分以氮、磷、钾配合，氮肥偏多。氮不足时，蛋白质的合成缓慢，引起生长停止和叶发育不良。移栽苗前期的根本目的是促使根系发育良好、壮健，地上部茎叶浓绿，所以种植在氮素缺乏的基料上，小苗期所需要的主要是氮肥，施以氮、钾肥的小苗的主、侧根生长快。2个月后周期生长以氮、磷、钾复合肥为主，如"花多多"高氮专用肥或平衡肥。但全年施肥磷、钾肥用量不能过多，以免影响新芽、叶生长。可以适当增加氮肥施用，每7天1次，浓度以2‰水溶液。采收前2个月适当减少氮肥，增加磷、钾肥，减缓营养生长，促进有机物质积累。

4.3 除草

一般情况下，铁皮石斛种植后每年除草2次，第1次在3月中旬至4月上旬，第2次在11月。除草时将长在铁皮石斛株间和周围的杂草及枯枝落叶除去即可。但在夏季高温季节，不宜除草，以免影响铁皮石斛正常生长。

4.4 调节荫蔽度

夏季应放下活动遮阳网，控制荫蔽度为60%左右为宜，冬季应揭开荫棚，使其透光，以保证铁皮石斛植株得到适宜的光照和雨露，利于更好生长发育。

4.5 修枝

每年春季发芽前或采收铁皮石斛时，应剪去部分老枝和枯枝，以及生长过密的茎枝。

4.6 翻蔸

铁皮石斛栽种5年以后，植株萌发很多，老根死亡，基质腐烂，病菌侵染，使植株生长不良，故应根据生长情况进行翻蔸，除去枯朽老根，进行分株，更换基质。

5. 主要病虫害的防治

　　坚持贯彻保护环境、维持生态平衡的环保方针及预防为主、综合防治的原则，采取农业防治、生物防治和化学防治相结合的方法，对铁皮石斛主要病虫害进行防治。禁止使用国家禁用农药。

5.1 黑斑病

5.1.1 农业防治

及时清理病叶、落叶，减少病害侵染源；加强棚内通风条件。

5.1.2 药物防治

发病初期以 75% 百菌清 500～1000 倍液或 50% 多菌灵 500～1000 倍，70% 甲基托布津 500 倍三种药剂轮换使用，每 7～10 天喷 1 次，连续 3 次，早期防治效果较好。有机生产使用 EM 菌、生物农药及沼气液可减少病害发生。

5.2 猝倒病

喷以 75% 百菌清 800 倍液，可以得到较好的防治效果。

5.3 蜗牛

5.3.1 农业防治

该害虫常在日落后 2～3 小时和阴雨天出来活动，少量时可以夜间捕杀。在栽培床及周边环境撒生石灰、饱和食盐水；注意栽培场所的清洁卫生，枯枝败叶要及时清除场外。

5.3.2 药物防治

发生大量时，用 90% 敌百虫 1000 倍液或用麸皮拌敌百虫，撒在害虫经常活动的地方进行毒饵诱杀。

5.4 金龟子

人工捕杀，利用成虫的假死性，在成虫活动盛期，于早、晚检查捕杀。利用其有趋光特性，采用灯光诱杀成虫。幼虫期施用毒饵诱杀。

6. 采收与加工

6.1 采收时期

野生铁皮石斛全年均可采收，以秋后采收的质量为佳。人工栽培铁皮石斛通常于栽培 3 年后便可陆续采收。本地栽培 1 年半就可采收。

6.2 采收时间

一年四季均可采收。传统上，采收都在产量最高时进行，但考虑到多个因素，除考虑生物产量的同时，更重要的要看其有效成分何时达到积累高峰，所以适宜的采收期应在冬末春初植株萌芽前收获的为佳。此时，铁皮石斛枝茎坚实饱满，含水量少，干燥率高，加工质量好。

6.3 采收方法

采收时，用剪刀或镰刀从茎基部将老植株（已封顶自剪的茎条）剪下来，剪口位置在茎基部第 2 节，注意采老留嫩，使留下的嫩株继续生长，以便来年连续收获，达到 1 年栽种，多年受益之目的。

6.4 产地加工

6.4.1 水烫法：将鲜石斛除去叶片及须根，在水中浸泡数日，使叶鞘质膜腐烂后，用刷子刷去茎秆上的叶鞘质膜或用糠壳搓去质膜。晾干水气后烘烤，烘干后用干稻草捆绑，盖好竹席，使不透气，再进行烘烤，火力不宜过大，而且要均匀，烘至七八成干时，再行搓揉 1 次并烘干，取出喷少许沸水，然后顺序堆放，用草垫覆盖好，使颜色变成金黄色，再烘至全干即成。

6.4.2 热炒法：将上述依法净制后的鲜石斛置于盛有炒热的河沙锅内，用热沙将石斛压住，经常上下翻动，炒至有微微爆裂声，叶鞘干裂而翘起时，立即取出置放于木搓衣板上反复搓揉，以除尽残留叶鞘，用水洗净泥沙，在烈日下晒干，夜露之后于次日再反复搓揉，如此反复 2～3 次，使其色泽金黄，质地紧密，干燥即得。

6.4.3 "枫斗"加工：有 4 道程序，即原料整理、低温烘焙、卷曲加扎和产品干燥。具体操作：将铁皮石斛拣净枯草和杂质，除去叶片，分出单株，留下 2 条须根，然后把株茎剪成 5～8cm 长一段，洗净，晾干水分，放入干净的铁锅内炒至变软，趁热搓去叶鞘，置通风处晾 1～2 天，再放在有细孔眼的铝皮盘内，用炭火加热，并随手将其扭成弹簧状或螺旋形，如此多次。定型后，烘至足干即得。加工后将带有须根和不带须根的成品分开处置。习称"耳环石斛"或"枫斗"。在加工过程中，要将多余的细根除去，只留两根，称为"龙头"；并要完好地保留茎末细梢，称为"凤尾"。

7. 留种技术

7.1 母株的选择

留种母株应选择无病虫的健壮植株，具有本栽培类型特性的铁皮石斛作种株。

7.2 留种地的选择

专门建立一个良种繁育圃作为留种地。

7.3 留种地的管理

留种地的管理同其他植株管理一样，特别做好越冬保种工作。

8. 质量标准及检测

8.1 外观质量标准

8.1.1 干铁皮石斛：呈圆柱形的段，长短不等；以色金黄，有光泽、质柔韧，无泡秆，无枯朽糊黑，无膜皮、根蔸者为佳。

8.1.2 鲜铁皮石斛：以有茎有叶，茎色青绿或黄绿，叶草质，气清香，折断有黏质，无枯枝败叶，无沤坏、泥沙、杂质为合格；以色青绿或黄绿，气清香，肥满多汁，咬之发黏者为佳。

8.1.3 铁皮枫斗：呈螺旋形或弹簧状，通常为 2～6 个旋纹，茎拉直后长 3.5～8cm，直径 0.2～0.4cm。表面黄绿色或略带金黄色，有细纵皱纹，节明显，节上有时可见残留的灰白色叶鞘；一端可见茎基部留下的短须根。质坚实，易折断，断面平坦，灰白色至灰绿色，略角质状。气微，味淡，嚼之有黏性。

8.2 重金属限量指标

重金属总量 ≤ 20.0mg/kg；铅（Pb）≤ 5.0mg/kg；镉（Cd）≤ 0.1mg/kg；汞（Hg）≤ 0.1mg/kg；砷（As）≤ 0.1mg/kg；铜（Cu）≤ 5.0mg/kg。

8.3 农药残留量限量指标

六六六（BHC）≤ 0.1mg/kg；滴滴涕（DDT）≤ 0.05mg/kg；五氯硝基苯（PCNB）≤ 0.05mg/kg；百菌清 ≤ 0.05mg/kg；辛硫磷 ≤ 0.1mg/kg；敌百虫 ≤ 0.1mg/kg。

8.4 黄曲霉毒素 B_1

黄曲霉毒素 B_1（Afatoxin）≤ 5.0g/kg（暂定）。

9. 包装、储藏及运输

9.1 包装

9.1.1 包装容器：应选用不易破损的干燥、清洁、无异味的材料制成的容器。

9.1.2 包装要求：包装要牢固、密封、防潮，以保证药材在运输、储藏、使用过程中的质量。发送中药材的包装上必须有包装标签，标明药材品名、产地、采收日期及注意事项等

（格式如下）。

药材名称		药材名称	
产　　地		产　　地	
采收日期		采收日期	
采收单位		采收单位	
调出日期		调出日期	
调出单位		调出单位	
调出数量	包	调出数量	包
包装重量	kg/ 包	包装重量	kg/ 包
注意事项		注意事项	

9.1.3 附药材质量检验单。

9.2 运输

9.2.1 运输工具必须清洁、干燥、无异味、无污染，并有通风设备。

9.2.2 运输途中应防止日晒、雨淋、潮湿、损坏、污染。

9.2.3 严禁与可能污染其品质的货物混装运输。

9.3 储藏

9.3.1 选择通风、干燥、无污染的环境作专用仓库，并采用控温（30℃以下）、控湿（相对湿度 70%～75%）技术。

9.3.2 彻底灭菌，消灭虫源，防止霉变和发生虫蛀。

10. 人员和设备

10.1 人员

10.1.1 负责规范化种植全面工作的人员，要求有经验而有能力履行赋予职责的大专以上学历的专业人才。

10.1.2 生产人员：要求具有从事中药或农业生产或通过培训，能掌握药材栽培管理技术的人员。

10.2 设备

要根据药材生产的需要配齐所有的设备。

11. 文件管理

11.1 文件

指一切涉及中药材生产、质量管理的书面材料和实施中的材料。

11.1.1 药材品种、育苗与移栽（时间、面积、地点）、田间管理（肥料、农药种类、数量、时间等）。

11.1.2 土壤及水分资料。

11.1.3 各种合同协议书、生产计划、实施方案、技术操作规程。

11.1.4 物候变化（小气象记录资料）。

11.1.5 产量、质量。

11.1.6 工作、技术总结等。

11.2 管理

将上述文件资料全部归入档案收载。

11.2.1 记录员要由具备一定文化而且责任心强的人员担任。

11.2.2 档案保管员要掌握档案分类和保管的基本知识。

11.2.3 记录员、档案保管员要求由相对固定的专人负责。

附则　本规程（SOP）制订时间为 2010 年 4 月。本规程起草单位将根据有关研究进展与执行中的反馈情况对本规程内容进行修订，并不定期发布新版本。

附录 4　石斛名方

石斛散（《备急千金要方》卷十九　唐·孙思邈）

【功效】益肾祛风。

【主治】除风，轻身益气，明目强阴，补益不足，令人有子，主治饮酒之后外中大风露卧湿地，寒从下入的大风之证，症见四肢不收、不能转侧、两肩疼痛、身重胫急、筋肿不可行走、寒热往来、足痛如刀刺、身不能自任，或腰以下冷、气虚不足、子精虚、众脉寒、阴囊湿、心中不乐、恍惚时悲。

【组成】石斛 7.5g，牛膝 1.5g，附子、杜仲各 3g，芍药、松脂、柏子仁、泽泻、萆薢、云母粉、防风、山茱萸、菟丝子、细辛、桂心、石龙芮各 2.25g。

石斛地黄煎（《备急千金要方》卷十九　唐·孙思邈）

【主治】治妇人虚羸短气，胃逆满闷，风气。

【组成】石斛 120g，生地黄汁 100ml，桃仁 10g，桂心 60g，甘草 120g，大黄 240g，紫菀 120g，麦冬 10g，茯苓 1斤，醇酒 100ml。

八风散（《千金要方》卷七　唐·孙思邈）

【功效】疏风益气，补益肝肾。

【主治】风虚之证，面色青黑或黄，晦暗无泽，脚气痹弱。

【组成】菊花，石斛，天雄，人参，附子，甘草，钟乳，薯蓣，续断，黄芪，泽泻，麦冬，远志，细辛，龙胆，秦艽，石韦，菟丝子，牛膝，菖蒲，杜仲，茯苓，干地黄，柏子仁，蛇床子，防风，白术，干姜，萆薢，山茱萸，五味子，乌头，苁蓉。

大泽兰丸（《千金要方》卷四　唐·孙思邈）

【功效】和冲养脏。

【组成】泽兰，藁本，当归，甘草，紫石英，川芎，干地黄，柏子仁，五味子，桂心，石斛，白术，白芷，苁蓉，厚朴，防风，薯蓣，茯苓，干姜，禹余粮，细辛，卷柏，蜀椒，人参，杜仲，牛膝，蛇床子，续断，艾叶，芜荑，赤石脂，石膏。

内补石斛秦艽散（《千金要方》卷七　唐·孙思邈）

【功效】温阳除湿。

【主治】五劳七伤，肾气不足，外感风湿而致的风虚脚弱。

【组成】石斛，附子，天雄，桂心，独活，天冬，秦艽，乌头，人参，干姜，当归，防风，杜仲，山茱萸，桔梗，细辛，麻黄，前胡，五味子，蜀椒，白芷，白术。

庆云散（《千金要方》卷二　唐·孙思邈）

【功效】温补肾阳。

【主治】男子阳气不足而致的阳痿不能行房。

【组成】覆盆子、五味子各15g，天雄3g，石斛、白术各9g，桑寄生12g，天冬27g，菟丝子27g，紫石英6g。

干地黄丸（《千金要方》卷二十二　唐·孙思邈）

【功效】益气清热，能令人丰满悦泽，耐受劳苦。

【组成】干地黄15g，芍药、炙甘草、桂心、黄芪、黄芩、远志各6g，石斛、当归、大黄各9g，人参、巴戟天、天花粉各3g，苁蓉、天冬各12g。

宛转丸（《千金翼方》卷十八　唐·孙思邈）

【功效】除湿退黄。

【主治】黄疸，症见足部肿胀、小便色赤、饮食减少、身体羸瘦。

【组成】干地黄、石斛、白术各6g，牡蛎、芍药、川芎、大黄、炙甘草各 9g。

健脾丸（《千金要方》卷十五　唐·孙思邈）

【功效】温中止利。

【主治】虚劳羸瘦，身体沉重，脾胃虚冷而致的饮食不消、腹中雷鸣、腹胀、泻利不止。

【组成】钟乳粉 9g，赤石脂、好曲、当归、黄连、人参、细辛、龙骨、干姜、茯苓、石斛、桂心各 6g，附子 3g，蜀椒 18g。

徐王煮散（《千金要方》卷二十一　唐·孙思邈）

【功效】利水消肿。

【主治】水肿，小便频数而涩。

【组成】防己、羌活、人参、丹参、牛膝、牛角鳃、升麻、防风、秦艽、谷皮、紫菀、杏仁、生姜、附子、石斛各 9g，橘皮 3g，桑白皮 18g，白术、泽泻、猪苓、茯苓、黄连、郁李仁各 3g。

填骨丸（《千金要方》卷十五　唐·孙思邈）

【功效】温阳益气。

【主治】五劳七伤。

【组成】石斛、人参、巴戟天、当归、牡蒙、石长生、石苇、白术、远志、苁蓉、紫菀、茯苓、干姜、天雄、蛇床子、柏子仁、五味子、牛膝、牡蛎、干地黄、附子、牡丹、甘草、薯蓣、阿胶各 6g，蜀椒 9g。

慎火草散（《千金要方》卷四　唐·孙思邈）

【功效】暖宫止血。

【组成】慎火草、白石脂、禹余粮、鳖甲、干姜、细辛、当归、川芎、石斛、芍药、牡蛎各 6g，黄连、蔷薇根皮、干地黄各 12g，熟艾、桂心各 3g。

磁石酒（《千金要方》卷十九　唐·孙思邈）

【功效】温补肾阳。

【主治】男子虚劳冷而致的骨中疼痛以及阳气不足。

【组成】磁石、石斛、泽泻、防风各 15g，杜仲、桂心各 12g，桑寄生、天雄、黄芪、天冬各 9g，石楠 6g，狗脊 24g。

大五补丸（《千金翼方》卷十五　唐·孙思邈）

【功效】益气补脏。

【主治】五劳七伤，脏腑虚损不足，症见冷热不调、饮食无味。

【组成】薯蓣，石龙芮，覆盆子，干地黄，五味子，石楠，秦艽，五加皮，炮天雄，狗脊，人参，黄芪，防风，山茱萸，白术，杜仲，桂心，麦冬，巴戟天，远志，石斛，菟丝子，天冬，蛇床子，草薢，茯苓，干姜，肉苁蓉。

大补肾汤（《千金翼方》卷十五　唐·孙思邈）

【功效】补肾益气。

【主治】肾气不足而引起的腰背疼痛困重。

【组成】磁石、石斛、茯苓、橘皮、麦冬、芍药、牛膝、桂心各 9g，地骨皮 36g，人参、当归、五味子、良姜、杜仲各 15g，紫菀、干姜各 12g，远志 4.5g，干地黄 18g，炙甘草 6g。

补虚防风汤（《千金翼方》卷十七　唐·孙思邈）

【功效】疏风益气。

【主治】外风所伤的脚中酸痛。

【组成】防风，石斛，杜仲，前胡，薏苡仁，秦艽，丹参，五加皮，附子，橘皮，白术，白前，防己，麻仁。

大补益石斛散（《圣济总录》　北宋·太医院）

【主治】治虚劳脱营，失精多惊，荣卫耗夺，形体消瘦。

【组成】石斛、肉苁蓉各 60g，远志、菟丝子、续断各 30g，炮天雄 1g，熟地、枸杞各 75g，大枣肉 60g。

地黄饮子（《圣济总录》 北宋·太医院）

【功效】滋肾阴，补肾阳，化痰开窍。

【主治】瘖痱，舌强不能言，足废不能用，口干不欲饮，足冷面赤，脉沉细弱。

【组成】熟干地黄、巴戟天、山茱萸、肉苁蓉、炮附子、石斛去根、五味子、肉桂、白茯苓各 30g，麦冬、远志、菖蒲各 15g。

干地黄丸（《圣济总录》卷十九　北宋·太医院）

【功效】祛邪益心，悦颜色，壮筋力。

【主治】血痹。

【组成】生干地黄（焙）2 两半，独活（去芦头）1 两半，五味子 1 两半，桂（去粗皮）1 两半，秦艽（去苗土）1 两半，附子（炮裂，去皮脐）1 两半，石斛（去根）1 两半，远志（去心）1 两，肉苁蓉（酒浸，切，焙）1 两半，萆薢（炒）1 两半，菟丝子（酒浸，另捣）1 两半，蛇床子（炒）1 两半，牛膝（酒浸，切，焙）1 两半，狗脊（去毛）1 两半，桃仁（去皮尖双仁，炒）1 两半，诃黎勒皮 3 两半，槟榔（锉）3 两半。

补肾熟干地黄丸（《圣济总录》卷二十　北宋·太医院）

【主治】肾虚骨痹，面色萎黑，足冷耳鸣，四肢羸瘦，脚膝缓弱，小便滑数。

【组成】熟干地黄（切，焙）2 两，肉苁蓉（酒浸，切，焙）2 两，磁石（煅，醋淬）2 两，山茱萸 3 分，桂（去粗皮）1 两，附子（炮裂，去皮脐）1 两，山萸 3 分，牛膝（酒浸，切，焙）1 两，石楠 3 分，白茯苓（去黑皮）3 分，泽泻 3 分，黄芪（锉）3 分，鹿茸（去毛，酥炙）2 两，五味子 3 分，石斛（去根，锉）1 两，覆盆子 3 分，远志（去心）3 分，补骨脂（微炒）2 两，萆薢（锉）3 分，巴戟天（去心）3 分，杜仲（去粗皮，炙，锉）

1两，菟丝2两（酒浸，别捣）。

石斛夜光丸（《瑞竹堂经验方》 元·沙图穆苏）

【功效】滋补肝肾，清热明目。

【主治】肝肾不足，虚火上炎。瞳神散大，视物昏花，羞明流泪，头晕目眩，以及内障等症。

【组成】天冬、麦冬、生熟地、人参、白茯苓、干山药各30g，枸杞子、牛膝、金钗石斛（酒浸，焙干，另捣）、草决明、杏仁、甘菊、菟丝子、羚羊角各21g，肉苁蓉、五味子、防风、炙甘草、沙苑蒺藜、黄连、枳壳、川芎、生乌犀、青箱子各15g。

王氏清暑益气汤（《温热经纬》 清·王孟英）

【功效】清暑益气，养阴生津。

【主治】中暑受热，气津两伤证。身热多汗，心烦口渴，小便短赤，体倦少气，精神不振，脉虚数。

【组成】石斛15g，生晒参6g，麦冬9g，黄连3g，竹叶6g，荷梗15g，知母6g，甘草3g，粳米15g，西瓜翠衣30g。

石斛牛膝汤（《妇科玉尺》 清·沈金鳌）

【主治】治产后腿痛。

【组成】石斛，牛膝，木瓜，白芍，酸枣仁，生地，枸杞子，茯苓，黄柏，甘草，车前子。

石斛清胃散（《张氏医通》 清·张璐）

【主治】治麻疹后胃热不清、呕吐不食。

【组成】石斛，茯苓，橘皮，枳壳，扁豆，藿香，丹皮，赤芍，甘草。

牛蒡解肌汤（《疮疡心得方》 清·高秉钧）

【功效】疏风清热，凉血消肿。

【主治】风邪热毒上攻之痈疮。颈项痰毒、风热牙痛、头面风热兼有表热证者；外痈局部红肿热痛，热重寒轻，汗少口渴，小便黄，苔白或黄，脉浮数。

【组成】牛蒡子 12g，薄荷 6g，荆芥 6g，连翘 9g，山栀子 9g，丹皮 9g，石斛 12g，玄参 9g，夏枯草 12g。

百花丸（《医部全录》卷二二一　清·陈梦雷）

【主治】中风后虚热翕翕然。

【组成】防风 1 两半，人参 1 两半，苁蓉 1 两半，干地黄 1 两半，羚羊角 1 两半，麦冬 1 两半，天冬 1 两半，芍药 20 铢，独活 20 铢，干姜 20 铢，白术 20 铢，丹参 20 铢，山茱萸 20 铢，甘草 20 铢，茯神 20 铢，升麻 20 铢，黄芪 20 铢，菊花 20 铢，地骨皮 20 铢，石斛 20 铢，牛膝 20 铢，五加皮 20 铢，薯蓣 20 铢，秦艽 1 两，芎䓖 1 两，桂心 1 两，防己 1 两，生姜 1 两，黄芩 1 两，附子 18 铢，石膏 3 两，寒水石 2 两。

女贞汤（《医醇賸义》　清·费伯雄）

【主治】肾受燥热，淋浊溺痛，腰腿无力，久为下消。

【组成】女贞子 12g，生地 18g，龟板 18g，当归、茯苓、石斛、天花粉、萆薢、牛膝、车前子各 6g，大淡菜 3 枚。

玉环煎（《医醇賸义》　清·费伯雄）

【主治】肺热，咳嗽微喘，肌表漫热，口燥咽干。

【组成】玉竹、沙参、蛤粉各 12g，羚羊角 4.5g，麦冬、贝母各 6g，石斛、瓜蒌皮各 9g。

祛烦养胃汤（《医醇賸义》　清·费伯雄）

【功效】清阳明之热，润燥化痰。

【主治】中消。

【组成】鲜石斛 5 钱，熟石膏 4 钱，天花粉 3 钱，南沙参 4 钱，麦冬 2 钱，玉竹 4 钱，山药 3 钱，茯苓 3 钱，广皮 1 钱，半夏 1 钱 5 分。

归连石斛汤（《湿温时疫治疗法》引《沈樾亭验方传信》 清·何廉臣）

【功效】润肠祛积，开胃运气。

【主治】妊娠妇及体虚之人赤痢、白痢、赤白痢。

【组成】油当归5钱，小川黄连7分，鲜石斛3钱，炒枳壳1钱，鲜荷叶1角（拌炒），长须生谷芽4钱。

加减凉膈散（《镐京直指》 清·黄镐京）

【主治】肺胃火盛，咳嗽痰黏，舌黄黑燥，脉数，口燥咽干。

【组成】鲜生地6钱，黄芩1钱5分，淡竹叶1钱5分，瓜蒌皮2钱，鲜石斛3钱，炒栀子3钱，金银花3钱，生甘草5分，玄参心4钱，杏仁3钱，浙贝母2钱。

全趾饮（《外科医镜》 清·高思敬）

【主治】足趾疔毒。

【组成】怀牛膝3钱，鲜石斛3钱，金银花1两，玄参5钱，甘菊花5钱，当归5钱，茯苓3钱，生甘草2钱。

致和汤（《霍乱论》卷下 清·王士雄）

【主治】霍乱后，津液不复，喉干舌燥，小水短赤。

【组成】北沙参12g，枇杷叶（去毛）9g，鲜竹叶9g，生甘草1.8g，生扁豆12g，陈木瓜3g，金石斛12g，麦冬9g，陈仓米12g。

加减黑膏汤（《喉痧症治概要》 丁甘仁）

【主治】疫邪不达，消烁阴液，痧麻布而不透，发热无汗，咽喉红肿燥痛白腐，口渴烦躁，舌红绛起刺，或舌黑糙无津之重症。

【组成】淡豆豉3钱，薄荷叶8分，连翘壳3钱，炙僵蚕3钱，鲜生地4钱，熟石膏4钱，京赤芍2钱，净蝉蜕8分，鲜石斛 4 钱，生甘草 6 分，浙贝母 3 钱，浮萍草 3 钱，鲜竹叶 30 张，茅芦根各（去心，节）1 两。

加减滋阴清肺汤（《喉痧症治概要》　丁甘仁）

【主治】疫喉白喉，内外腐烂，身热苔黄，或舌质红绛，不可发表之症。

【组成】鲜生地 6 钱，细木通 8 分，薄荷叶 8 分，金银花 3 钱，京玄参 3 钱，川雅连 5 分，冬桑叶 3 钱，连翘壳 3 钱，鲜石斛 4 钱，甘中黄 8 分，大贝母 3 钱，鲜竹叶 30 张，活芦根 1 两（去节）。

凉营清气汤（《喉痧症治概要》　丁甘仁）

【功效】凉营透气，清热凉血。

【主治】痧麻虽布，壮热烦躁，渴欲冷饮，甚则谵语妄言，咽喉肿痛腐烂，脉洪数，舌红绛，或黑糙无津之重症。气热亢盛而汗出溱溱，营血热炽而丹痧密布。

【组成】犀角尖（磨，冲）5 分（水牛角代），鲜石斛 8 钱，黑山栀 2 钱，丹皮 2 钱，鲜生地 8 钱，薄荷叶 8 分，川雅连 5 分，京赤芍 2 钱，京玄参 3 钱，生石膏 8 钱，生甘草 8 分，连翘壳 3 钱，鲜竹叶 30 片，茅根 1 两，芦根 1 两，金汁（冲服）1 两。

瓜石汤（《刘奉五妇科经验》　刘奉五）

【主治】阴虚胃热所引起的月经稀发后错或血涸经闭。

【功效】滋阴清热，宽胸和胃，活血通经。

【组成】瓜蒌 5 钱，石斛 4 钱，玄参 3 钱，麦冬 3 钱，生地 4 钱，瞿麦 4 钱，车前子 3 钱，益母草 4 钱，马尾连 2 钱，牛膝 4 钱。

加味三仙饮（《慈禧光绪医方选议》　陈可冀等）

【功效】滋养肺胃，清热生津。

【主治】肺胃阴虚，干呕，干咳，纳谷不香。

【组成】焦三仙各 3 钱，金石斛 3 钱，干青果 15 个（捣碎）。

银翘石斛汤（《中医方剂临床手册》）

【功效】清热利水，滋肾养阴。

【主治】慢性肾盂肾炎。膀胱湿热蕴结，水道不利，久则伤其肾阴。

【组成】金银花、连翘、生熟地各 10g，粉丹皮 6g，怀山药 10g，云茯苓 10g，川石斛（先下）10g，泽泻 10g，甘草 5g。

附录 5　配伍石斛的中成药

羚羊清肺丸（《中华人民共和国药典》2005 年版，一部）

【功效】清肺利咽，清温止嗽。

【主治】用于肺胃热盛，感受时邪，身热头晕，四肢酸懒，咳嗽痰盛，咽喉肿痛，鼻衄咳血，口干舌燥。

【组成】浙贝母 40g，桑白皮（蜜炙）25g，前胡 25g，麦冬 25g，天冬 25g，天花粉 50g，地黄 50g，玄参 50g，石斛 100g，桔梗 50g，枇杷叶（蜜炙）50g，苦杏仁（炒）25g，金果榄 25g，金银花 50g，大青叶 25g，栀子 50g，黄芩 25g，板蓝根 25g，丹皮 25g，薄荷 25g，甘草 15g，熟大黄 25g，陈皮 30g，羚羊角粉 6g。

【制法】以上二十四味，除羚羊角粉外，其余浙贝母等二十三味，粉碎成细粉，过筛。将羚羊角粉与浙贝母等细粉配研，过筛，混匀。每 100g 粉末加炼蜜 140～160g 制成大蜜丸。

【性状】本品为黑色的大蜜丸，味微苦。

【用法与用量】口服。一次 1 丸，一日 3 次。

【规格】每丸重 6g。

阴虚胃痛颗粒（《中华人民共和国药典》2005 年版一部）

【功效】养阴益胃，缓急止痛。

【主治】用于胃阴不足引起的胃脘隐隐灼痛，口干舌燥，纳呆干呕，慢性胃炎、消化性溃疡见上述症状者。

【组成】北沙参，麦冬，石斛，川楝子，玉竹，白芍，甘草。

【制法】取北沙参等七味，加水煎煮2次，第1次2小时，第2次1小时，滤过，合并滤液浓缩至适量，加3倍量乙醇，静置。取上清液浓缩至相对密度1.18～1.22（50℃）的清膏。取清膏1份，蔗糖2份，糊精0.8份，制成颗粒。

【性状】本品为淡黄棕色至黄棕色的颗粒，味甜、微苦。

【用法与用量】开水冲服，一次10g，一日3次。

【规格】每袋装10g。

石斛夜光丸（《中华人民共和国药典》2005年版一部）

【功效】滋阴补肾，清肝明目。

【主治】用于肝肾两亏，阴虚火旺，内障目暗，视物昏花。

【组成】石斛30g，人参120g，山药45g，茯苓120g，甘草30g，肉苁蓉30g，枸杞子45g，菟丝子45g，地黄60g，熟地黄60g，五味子30g，天冬120g，麦冬60g，苦杏仁45g，防风30g，川芎30g，枳壳（炒）30g，黄连30g，牛膝45g，菊花45g，蒺藜（盐炒）30g，青葙子30g，决明子45g，水牛角浓缩粉60g，羚羊角30g。

【制法】以上二十五味，除水牛角浓缩粉外，羚羊角锉研成细粉，其余石斛等二十三味粉碎成细粉，将水牛角浓缩粉研细，与上述粉末配研，过筛，混匀。每100g粉末用炼蜜35～50g加适量的水泛丸，干燥，制成水蜜丸，或加炼蜜100～120g制成小蜜丸或大蜜丸。

【性状】本品为棕色的水蜜丸、棕黑色的小蜜丸或大蜜丸，味甜而苦。

【用法与用量】口服，水蜜丸一次6g，小蜜丸一次9g，大蜜丸一次1丸，一日2次。

【规格】大蜜丸每丸重9g。

石斛明目丸（《北京市中成药规范》）

【功效】平肝清热，滋肾明目。

【主治】肝肾两亏，虚火上升，瞳仁散大，夜盲昏花，视物不清，内障抽痛，头目眩晕，精神疲倦。

【组成】石斛 12.5g，肉苁蓉 12.5g，麦冬 25g，茯苓 50g，五味子 12.5g，人参 50g，熟地黄 75g，菟丝子 12.5g，草决明 12.5g，苦杏仁 12.5g，山药 12.5g，蒺藜 12.5g，川芎 12.5g，青葙子 12.5g，甘草 12.5g，牛膝 12.5g，黄连 12.5g，生地 12.8g，天冬 50g，防风 12.5g，枳壳 12.5g，菊花 12.5g，枸杞子 12.5g，生磁石 10g，生石膏 25.5g。

【制法】先将菟丝子、熟地黄、牛膝、枸杞子、天冬、麦冬、苁蓉、五味子、枳壳、甘草、苦杏仁煮提 2 次，时间分别为 2.5 小时、1.5 小时。苦杏仁待群药沸腾后再下锅。合并以上药液，过滤沉淀，减压浓缩至比重 1.35、温度 50℃ 的稠膏。余药粉碎为细粉，过 100 孔箩，混合均匀。再取原粉与稠膏按比例制丸，低温干燥。每 500g 干燥丸药用生赭石粉 36g 为衣。

【性状】本品为棕红色光亮的浓缩丸，除去外衣后显黄褐色，味微酸、苦、涩。

【用法用量】每次 30 粒，日服 2 次，温开水送下。忌同食辛辣之物。

【规格】每 100 粒干重 15g，每袋内装 30 粒。

复方石斛片（《药品标准·中药成方制剂标准》1998 年）

【功效】滋养肝肾，益气明目。

【主治】昏眇内障，视力减退，瞳神散大及圆翳内障，云雾移睛之视物昏朦，迎风流泪等症。

【组成】人参，羚羊角，五味子，枸杞子，川芎，山药，地黄，当归（酒浸），水牛角浓缩粉，黄芩，栀子，防风，石斛，枳壳（炒），麦冬，杜仲（去粗皮盐水炒），决明子，甘草，天冬，牛膝，菟丝子，熟地黄，茯苓（去皮），苦杏仁，蒺藜（盐水炒），菊花，青葙子，知母。

【性状】本品为糖衣片，除去糖衣后显黑棕色，味微苦。

【用法用量】口服或淡盐汤送服，一次 4 ~ 6 片，一日 3 次。服药期间忌食辛辣食物。

【规格】每片重 0.3g。

石斛露（《中国医学大辞典》）

【功效】养胃阴，平胃逆，除虚热，安神志。

【主治】凡温热痧痘之后，津液伤残，虚火内灼，及真阴素亏，胃热不清者，用以代饮。

【组成】为兰科植物金银石斛等鲜茎的蒸馏液。

【用法用量】温服 30 ~ 90ml。

脉络宁注射液（《江苏省药品标准》 1985 年）

【功效】养阴清热，培补肝肾，活血化瘀。

【主治】缺血性脑血管病，用于血栓闭塞性脉管炎、静脉血栓形成、动脉硬化性闭塞症、脑血栓形成及后遗症等。

【组成】玄参、石斛、牛膝、金银花等。

【性状】本品为黄棕色至红棕色的澄明液体。

【用法用量】静脉滴注，一次 10 ~ 20ml，一日 1 次，用5％葡萄糖注射液或氯化钠注射液 250 ~ 500ml 稀释后使用，10 ~ 14 天为 1 个疗程，重症患者可连续使用 2 ~ 3 个疗程。

【规格】注射液。每支装 10ml。

安肾丸（《太平惠民和剂局方》卷五 宋）

【功效】补肾散寒。

【主治】用于肾不纳气，湿寒侵袭引起的梦遗滑精，肾囊湿冷，遗淋白浊，脐腹作痛，精神倦怠，健忘失眠，腰腿酸痛，头晕耳鸣，二便不利。

【组成】巴戟天，肉苁蓉，补骨脂，川乌，肉桂，白术，山药，茯苓，蒺藜，粉萆薢，石斛，桃仁。

【性状】本品为黄色至黄褐色的水丸，味苦、微辛。

【用法用量】口服，一次 6g，一日 3 次。

【规格】每 100 粒重 6g。

坤宝丸（《药品标准·中药成方制剂标准》1992 年）

【功效】补肝肾，镇静安神，养血通络。

【主治】用于妇女绝经前后，肝肾阴虚引起的月经紊乱，潮热多汗，失眠健忘，心烦易怒，头晕耳鸣，咽干口渴，四肢酸楚，关节疼痛。

【组成】女贞子（酒炙），墨旱莲，白芍，鸡血藤，地黄，珍珠母，黄芩，知母，菟丝子，龟板，枸杞子，当归，麦冬，石斛，桑叶，覆盆子，何首乌（黑豆酒炙），地骨皮，酸枣仁（炒），菊花，白薇，南沙参，赤芍。

【性状】本品为深棕色的水蜜丸，味甘、微苦。

【用法用量】口服，一次 50 粒，一日 2 次。

【规格】每 100 粒重 10g。

附录 6　参考文献

白音，王文全，包英华，等.不同产地美花石斛形态及多糖含量比较研究 [J].中药材，2007，30（2）：130.

毕志明，杨毅生.流苏石斛化学成分的研究（Ⅰ）[J].中国药科大学学报，2001，32（3）：200.

毕志明，王峥涛.流苏石斛化学成分的研究（Ⅱ）[J].中国药科大学学报，2001，32（6）：421.

毕志明.流苏石斛化学成分研究 [J].药学学报，2003，38（7）：526.

蔡永萍.霍山三种石斛茎中抗氧化酶等活性物质的测定 [J].中国药学杂志，1996，24（4）：649.

查学强，王军辉，潘利华，等.石斛多糖体外抗氧化活性的研究 [J].食品科学，2007，28（10）：90-93.

查学强，魏鹏，罗建平.8 种产地铁皮石斛蛋白质和同工酶分析 [J].安徽农业科学，2007，35（27）：8464-8465.

陈建伟，马虎，黄銮南，等.金钗石斛生物总碱对脂多糖诱导大鼠学习记忆功能减退的改善作用 [J].中国药理学与毒理学杂志，2008，22（6）：406.

陈少夫，李宇权.石斛对胃酸分泌及血清胃泌素、血浆生长抑素浓度的影响 [J].中国中药杂志，1995，20（3）：181.

陈勇，王军晖，黄纯农.铁皮石斛种子资源的玻璃化法超低温保存 [J].浙江大学学报，2001，27（4）：436-438.

陈云龙，何国庆.细茎石斛不同部位有效成分及分布规律

研究 [J]. 中国中药杂志，2001，26（10）：709.

陈云龙，何国庆 . 细叶石斛有效成分分析及其水溶性提取物的血管舒张活性 [J]. 植物资源与环境学报，2003，12（1）：6.

陈云龙，何国庆，张铭，等 . 细茎石斛多糖的降血糖活性作用 [J]. 浙江大学学报：理学版，2003，30（6）：693.

丁亚平，吴庆生 . 铜皮斛中必需微量元素与必需氨基酸的相关性研究 [J]. 中国中医药科技，1998，5（2）：95.

丁亚平，杨道麒 . 安徽霍山三种石斛总生物碱的测定及其分布规律研究 [J]. 安徽农业大学学报，1994，21（4）：503.

方泰惠 . 石斛对大鼠肠系膜的动脉血管的作用 [J]. 南京中医学院学报，1991，7（2）：100.

付润兰，沈春梅 . 药用石斛人工种植技术 [J]. 云南农业，2009（7）：32.

高培元，李妮亚，王紫 . 海南野生石斛中必需微量元素与必需氨基酸的分析 [J]. 中国野生植物资源，2004，23（4）：56.

龚燕晴，杨虹，刘赟，等 . 鼓槌石斛化学成分的研究 III [J]. 中国中药杂志，2006，31（4）：304.

龚燕晴 . 鼓槌石斛化学成分及其抗肿瘤活性研究 [D]. 沈阳：中国医科大学，2000.

龚燕晴 . 毛兰素抗肿瘤血管生成及其机制研究 [D]. 沈阳：中国医科大学，2003.

国家药典委员会 . 中华人民共和国药典：一部 [M]. 北京：化学工业出版社，2010：267.

《广东省中药志》编辑委员会 . 广东中药志：第二卷 [M]. 广州：广东科技出版社，1994：481-485.

何苗，陈凤芹，黄德武 . 霍山石斛胶囊抗过氧化作用的研究 [J]. 动物医学进展，2007，28（10）：54-58.

何铁光，杨丽涛，李杨瑞，等.铁皮石斛原球茎多糖粗品与纯品的体外抗氧活性研究 [J].中成药，2007，9：1265-1269.

胡桂忠.石斛兰的生物学特性及繁殖技术 [J].思茅师范高等专科学校学报，2002，18（3）：80.

华允芬，陈云龙，张铭.三种药用石斛多糖成分的比较研究 [J].浙江大学学报：工学版，2004，38（2）：249.

黄玲，施红，章小宛，等.水提和醇提的石斛口服液对衰老药效学指标的影响 [J].福建中医学院学报，1996，3：27.

黄玲，施红.醇提的石斛复方制剂抗氧化作用的实验和临床研究 [J].福建中医学院学报，1998，8（2）：24.

黄民权，蔡体育，刘庆伦.铁皮石斛多糖对小白鼠白细胞数和淋巴细胞移动抑制因子的影响 [J].天然产物研究与开发，1996，3：39.

黄民权，阮金月.6种石斛属植物水溶性多糖的单糖组分分析 [J].中国中药杂志，1997，22（2）：74.

黄民权，阮金月.铁皮石斛氨基酸组分分析 [J].中药材，1997，20（1）：32.

黄森，查学强，罗建平，等.Box-Behnken 法优化提取霍山石斛活性多糖的研究 [J].中药材，2007，30（5）：591.

黄松，刘星华，刘宏源，等.铁皮石斛野生转家栽规范化种植（GAP）研究与产业化基地建设 [J].世界科学技术：中医药现代化，2010，1：129-135.

霍昕，周建华，杨迺嘉，等.铁皮石斛花挥发性成分研究 [J].中华中医药杂志，2008，23（8）：735.

蒋林，丁平，郑迎冬.添加剂对铁皮石斛组织培养和快速繁殖的影响 [J].中药材，2003，26（8）：539-541.

蒋秀梅，刘骅.铁皮石斛和金钗石斛的氨基酸分析 [J].浙江省医学科学院学报，1999，10（3）：26.

亢志华. 不同丝核菌对铁皮石斛的作用研究 [D]. 南京：南京农业大学，2007.

李菲，黄琦，李向阳，等. 金钗石斛提取物对肾上腺素所致血糖升高的影响 [J]. 遵义医学院学报，2008，31（1）：11.

李满飞，平田義正. 粉花石斛化学成分研究 [J]. 药学学报，1991，26（4）：307.

李满飞，吴厚铭. 金钗石斛精油化学成分研究 [J]. 有机化学，1991，11（2）：219.

李满飞. 流苏石斛化学成分的研究 [J]. 中草药，1992，23（5）：227.

李满飞. 中药石斛类多糖的含量测定 [J]. 中草药，1990，21：442.

李妮亚，高培元，王紫. 海南石斛属和金石斛属植物多糖及氨基酸含量分析 [J]. 植物资源与环境学报，2004，13（4）：57.

李钦，陈爱君，张信岳. 铁皮石斛颗粒增强免疫功能作用研究 [J]. 中药药理与临床，2008，24（1）：53.

李玉鹏，蒋金和，刘莹，等. 金钗石斛化学成分的研究 [J]. 时珍国医国药，2010（1）：39.

李振坚，缪昆. 濒危石斛兰野生原种的迁地保护与引种驯化 [J]. 中国野生植物资源，2009，28（6）：67.

铃木秀干. 中药金钗石斛生物碱的研究（石斛碱的研究）[J]. 药学杂志，1932，52（12）：1049.

刘春荣，潘小炎. 石斛临床与药理研究近况 [J]. 广西中医药，2002，25（2）：6.

刘合刚. 药用植物优质高效栽培技术 [M]. 北京：中国医药科技出版社，2001：223-227.

刘建华，高玉琼，霍昕，等.金钗石斛、环草石斛挥发性成分研究 [J].中成药，2006，28（9）：1339.

罗傲霜，淳泽，葛绍荣，等.迭鞘石斛多糖降血糖作用研究 [J].应用与环境生物学报，2006，12（3）：334.

罗慧玲，蔡体育，陈巧伦.石斛多糖增强脐带血和肿瘤病人外周血 LAK 细胞体外杀伤作用的研究 [J].癌症，2000，19（12）：1124.

马国祥，徐国均.鼓槌石斛化学成分的研究 [J].药学学报，1994，29（10）：763.

马国祥，徐国钧，徐珞珊，等.鼓槌石斛及其化学成分的抗肿瘤活性作用 [J].中国药科大学学报，1994，25（3）：188.

马国祥，徐国钧.反相高效液相色谱法测定 18 种石斛类生药中 chrysotoxene，erianin 及 chrysotoxine 的含量 [J].中国药科大学学报，1994，25（2）：103.

马国祥.鼓槌石斛中一新芴酮类化合物 [J]. Journal of Chinese pharmaceutical Sciences（中国药学：英文版），1998，7（2）：59.

明兴加，王娟，王海军，等.齿瓣石斛不同营养器官多糖的含量测定 [J].时珍国医国药，2010，21（5）：1072.

聂毅，张洪林.川乌和石斛中的生物碱对金黄色葡萄球菌代谢作用的微量量热法研究 [J].中医药学报，2004，3：18.

潘超美，贺红，林群英，等.真菌诱导子对铁皮石斛组培物生长的影响 [J].中医药学刊，2004，22（1）：54-55.

秦秋荣，张国庆，刘玉龙.铁皮枫斗颗粒对放射损伤小鼠造血功能的影响 [J].山西医药杂志，2006，35（06）：486.

冉懋雄，周厚琼主编.现代中药栽培养殖加工手册 [M].北京：中国中医药出版社，1999.554-557.

邵莉，黄卫华，张朝凤，等.兜唇石斛的化学成分研究 [J].

中国中药杂志，2008，33（14）：1693.

施红，金国琴，高尤亮，等.石斛合剂对衰老糖尿病大鼠胰腺组织凋亡相关基因 Bax，Bcl-2 mRNA 及蛋白表达的调控 [J].中国老年学杂志，2006，26（1）：57.

施红，林雅，余文珍，等.石斛合剂改善糖尿病大鼠胰岛素抵抗的作用 [J].中华现代中西医杂志，2003，1（5）：385.

施红，林永诚，林一萍.石斛合剂对人体 SOD、LPO 及免疫功能的临床疗效观察 [J].中国老年学杂志，2000，20（5）：178.

施红，林智诚，张学敏，等.石斛复方制剂对小鼠腹腔巨噬细胞吞噬功能的作用 [J].福建中医学院学报，1998，8（3）：33-35.

施红，杨奇红.石斛合剂对高脂高糖加 STZ 造模大鼠的作用及机制探讨 [J].中药药理与临床，2002，18（3）：22.

施红，杨奇红，林雅，等.石斛及石斛合剂对糖尿病模型大鼠糖脂代谢的调整作用 [J].上海中医药杂志，2004，38（12）：36.

施红，杨奇红，张捷平，等.石斛合剂对高脂高糖加链脲佐菌素造模大鼠的作用及机制 [J].中国临床康复，2004，8（6）：1102.

史永忠，潘瑞炽，王小菁，等.铁皮石斛种质室温离体保存 [J].华南师范大学学报，1999，4：73-77.

宋宁，陆瑛，邱明华.球花石斛多糖免疫调节作用的研究 [J].天然产物研究与开发，2006，3：445-448.

孙卓然，李晓云，刘圆，等.RP-HPLC 法测定不同品种石斛中滨蒿内酯的含量 [J].西南民族大学学报：自然科学版，2008，34（6）：1189.

孙卓然，刘圆，李晓云，等.石斛不同种、不同药用部位中多糖含量测定 [J].时珍国医国药，2009，20（8）：1886.

王磊，张朝凤，王峥涛，等.晶帽石斛化学成分的研究 [J].中国中药杂志，2008，33（15）：1847.

王立明，徐建华.铁皮枫斗晶对实验性胃阴虚证的药效学研究 [J].中成药，2002，24（10）：803.

王敏，张朝凤，王峥涛，等.杯鞘石斛化学成分研究 [J].中国中药杂志，2007，32（8）：701.

王世林.黑节草多糖的研究 [J].云南植物研究，1988，1023（4）：389.

王天山，马国祥.截叶金石斛中二氢菲类化合物的分离鉴定 [J].中药材，1997，20（7）：353.

王宪楷，赵同芳.植物代谢产物作为化学植物分类的问题：生物碱在植物界中的分布规律问题 [J].华西药学杂志，1994，9（3）：186.

吴刚，季祥彪，康冀川，等.石斛中多糖和生物碱的含量测定 [J].山地农业生物学报，2008，27（3）：274.

吴昊姝，徐建华，陈立钻，等.铁皮石斛降血糖作用及其机制的研究 [J].中国中药杂志，2004，29（2）：160.

吴胡琦，罗建平.霍山石斛的研究进展 [J].时珍国医国药，2010，21（1）：208-211.

吴庆生，徐玲.金钗石斛茎的不同部位中有效成分分析及其分布规律研究 [J].中国中药杂志，1995，20（3）：148.

吴庆生，杨道麒.中药霍山石斛的微量元素分析及 TE 图谱鉴定 [J].微量元素与健康研究，1995，12（1）：31.

吴庆生.安徽霍山三种石斛中游离氨基酸分析 [J].安徽农业科学，1995，23（3）：268.

夏鸿西，张明.石斛属植物化学成分研究进展 [J].重庆中草药研究，1999，39：54.

徐应淑，谭莉莉，马忠先.贵州药材金钗石斛的化学成分研究 [J].遵义医学院学报，2008，31（5）：448-449.

杨虹，王峥涛，等.鼓槌石斛化学成分的研究 [J].中国药科大学学报，2002，33（5）：367.

杨虹.鼓槌石斛化学成分的研究 [J].中草药，2001，32（11）：972.

杨莉，王云，毕志明，等.束花石斛化学成分研究 [J].中国天然药物，2004，2（5）：280.

杨树梅.石斛人工种植 [J].云南农业，2008，11：14.

杨薇薇，辛浩.金钗石斛化学成分研究 [J].分析测试技术与仪器，2006，12（2）：98.

姚建国.石斛的来源和别名 [J].中国药业，2001，10（10）：62.

于力文，蔡永萍.安徽霍山 3 种石斛营养成分分析及其分布规律 [J].安徽农业科学，1996，24（4）：369.

余启高.石斛的特征特性及栽培技术 [J].安徽农学通报，2008，14（11）：234.

郁美娟，孟庆华，黄德音，等.石斛属植物有效成分及药理作用研究 [J].中成药，2003，25（11）：918.

张朝凤，邵莉，黄卫华，等.兜唇石斛酚类化学成分研究 [J].中国中药杂志，2008，33（24）：2922.

张光浓，张朝凤，罗英，等.球花石斛的化学成分 II [J].中国天然药物，2005，3（5）：287.

张光浓，张朝凤，王峥涛，等.球花石斛的化学成分研究 I [J].中国天然药物，2004，2（2）：78.

张桂芳，黄松，刘宏源，等．铁皮石斛人工种子制作及影响因素研究 [J]．中草药，2011，42（9）：1812-1816．

张鹤英，于力文．栽培霍山石斛茎 SOD，POD 和 CAT 活性及细胞膜脂质过氧化作用的研究 [J]．安徽农业大学学报，1997，24（3）：306．

张敬泽，郑小军．铁皮石斛黑斑病病原菌的鉴定和侵染过程的细胞学研究 [J]．植物病理学报，2004，1：92-94．

张铭，魏小勇，黄华荣．铁皮石斛人工种子固形包埋系统的研究 [J]．园艺学报，2001，28（5）：435-439．

张世玮，许慧琪，徐立，等．血脂清对心血管作用的研究 [J]．南京中医学院学报，1991，7（4）：212-214．

张婷，张朝凤，王峥涛，等．翅梗石斛的化学成分研究 [J]．中国天然药物，2005，3（1）：28．

张西玉．三种川产人工栽培石斛的多糖含量测定 [J]．乐山师范学院学报，2004，19（5）：88．

赵永灵，李晓玉．兜唇石斛多糖的研究 [J]．云南植物研究，1994，16（4）：392．

郑泉，郭维明，郑勇平，等．"顽拗"植物春石斛基因组 DNA 的提取研究 [J]．安徽农业科学，2010，38（3）：1156．

郑卫平，唐于平．迭鞘石斛的化学成分研究 [J]．中国药科大学学报，2000，31（1）：5．

郑志新，李昆，张昌顺，等．云南龙陵齿瓣石斛化学成分分析测定及栽培方式选择 [J]．安徽农业科学，2008，36（4）：1426．

朱娴如，陈晓萍，张沂平．铁皮枫斗颗粒（胶囊）治疗肺癌放化疗患者气阴两虚证的临床研究．中国中西医结合杂志，2006，26（5）：394-397．

AA. A new sterol from the pseudobulb of Desmotrichun fimbriatum Blume[J]. Pharmazie, 2003, 58(5): 361.

B T. Defuscin, a new Phenolic ester from Dendrobium fuscescens: conformation of shikimic[J]. Phytochemistry, 1989, 28(1): 290.

Chien-Chih C. Antiplatel eaggregation principles from Ephemerantha lonchophyla[J]. Planta Med, 2000, 66(4): 372.

GX M. A 19-carbon pimarance-type diterpenoid from Ephemerantha fimbriata[J]. PharmBiology, 1998, 36(1): 66.

GX M. Two pimarane diterpenoids from Ephemerantha lonchophylla and their evaluation as modulators of the multidrug resistance phenotype[J]. JNatProd, 1998, 61(1): 112.

Hou-Yi C. Antioxidant principles from Ephemerantha lonchophyla[J]. JNatprod, 1999, 62(9): 1225.

JT. A New Picrotoxane TyPe Sesquiterpene from Dendrobium densiflorum[J]. Chinese Chemical Letters, 2004, 15(1): 63.

K S. On the chemistry of Indian orchidaceae Plants-II-Dengibsin and dengibsinin, the first natural fluorenone derivatives from dendrobium gibsonii lindl[J]. Tetrahedron, 1985, 41(13): 2765.

K TS. Denfigenin, a diosgenin derivative from Dendrobium fimfriatum[J]. Phytochemistry, 1992, 31(7): 2431.

M N. Cis-clerodane-type diterpene lactones from Ephemerantha[J]. Phytochemistry, 1987, 26(12): 3293.

M ZW. Three New Sesqiuterpene Glycosides from Dendrobium Nobile with Immunomodulatory Activity[J]. Nat. Prod, 2001, 64(9): 1196.

Ma G. A New Bibenzyl Derivativefrom The Orcchid Dendrobium Ghrysotoxum[J]. Acta Pharmaceutica Sinica, 1996,

31(3): 222.

Morita H. New Picrotoxinin-type and Dendrobine-type sesquiterpeniuds from Snowflake'RedSar'[J]. Tetrahedron, 2000, 56(32): 5801.

P V. Bibenzyls and Phenanthrenoids of some species of Ocrhidaceae[J]. Phytochemis, 1989, 28(11): 3031.

Saito N. An acylated cyaniding glycoside from the red~purple flowers of Dendrobium[J]. Phytochemistyr, 1994, 37(1): 245.

WangQ, GongQ, WuQ, 等. Neuroprotective effects of Dendrobium alkaloids on rat cortical neurons injured by oxygen-glucose deprivation and reperfusion. [J]. Phytomedicine, 2010, 17(2): 108.

Yasuhiro F. Constituents of Ephemerantha lonchophyla. 1solation and structure elucidation of new phenolic compound. Ephemeranthol-A. ephemeranthol-B. and ephemeranthoquinone. And of a new diterpene glucoside. ephemeranthoside[[J]. ChemPharmBull, 1991, 39(9): 593.